糖尿病饮食与运动疗法

TANGNIAOBING YINSHI YU YUNDONG LIAOFA

主编 方朝晖

编委 舒仪琼 周世华 陈文实 张 军 张义辉
吴吉萍 石国斌 陆瑞敏 吴 倩 罗 云
崔李群 杨 慧 凌含鹏 赵进东 罗 源
范青云 郭呈林 江 婷 杨文霞 刘 剑
费爱华 张静波 管玉香 王 静 章合生
袁爱红 曹会波 刘怀珍 哈团结 陈云英
罗 琦

时代出版传媒股份有限公司
安徽科学技术出版社

图书在版编目(CIP)数据

糖尿病饮食与运动疗法/方朝晖主编. --合肥:安徽科学技术出版社,2015.1(2025.6 重印)
ISBN 978-7-5337-6490-6

Ⅰ.①糖… Ⅱ.①方… Ⅲ.①糖尿病-食物疗法 ②糖尿病-运动疗法 Ⅳ.①R247.1②R587.105

中国版本图书馆 CIP 数据核字(2014)第 261033 号

糖尿病饮食与运动疗法 主编 方朝晖

出 版 人:王筱文 选题策划:吴 玲 责任编辑:吴 玲
责任印制:梁东兵 封面设计:王 艳
出版发行:安徽科学技术出版社 http://www.ahstp.net
(合肥市政务文化新区翡翠路 1118 号出版传媒广场,邮编:230071)
电话:(0551)63533330
印 制:河北晔盛亚印刷有限公司 电话:15811513201
(如发现印装质量问题,影响阅读,请与印刷厂商联系调换)

开本:710×1010 1/16 印张:13.25 字数:210 千
版次:2015 年 1 月第 1 版 2025 年 6 月第 2 次印刷

ISBN 978-7-5337-6490-6 定价:75.00 元

主编简介

方朝晖，教授，主任医师，博士研究生导师，医学博士。安徽中医药大学第一附属医院内分泌科主任，安徽省中医药科学院中医药糖尿病防治研究所执行所长。

国家中医临床研究基地重点研究病种——糖尿病学术带头人；安徽省学术和技术带头人；享受安徽省政府津贴；安徽省首届“江淮名医”；合肥市专业技术拔尖人才；安徽省“名中医”；国家中医药管理局重点学科——中医内分泌学学科带头人；国家中医药防治糖尿病联盟副主任委员；中国中医药促进会糖尿病分会副主任委员；安徽省中医药学会内分泌（糖尿病）专业委员会主任委员；安徽省医学会糖尿病分会副主任委员；安徽省中医药学会络病专业委员会副主任委员；安徽省中西医结合学会心脑同治专业委员会副主任委员；中华中医药学会糖尿病专业委员会常务委员；安徽省医学会内分泌分会常务委员；世界中医药联合会糖尿病专业委员会常务理事；美国糖尿病学会会员。国家科技部科技成果奖励评审专家；国家食品药品监督管理局评审专家，国家自然基金委员会评审专家；国家发改委药品价格评审专家。全国中医药行业高等教育“十二五”国家级规划教材《中医内科学》编委。

从事内分泌临床、教学、科研工作 25 年，擅长中西医结合诊治糖尿病前期、糖尿病及其急慢性并发症、甲状腺疾病、骨质疏松症、痛风、肥胖等内分泌代谢疾病。主持国家级课题 8 项（其中国家科技重大专项课题 1 项），省部级课题 11 项，主编医学专著 7 部，参编医学专著 10 部；发表学术论文 126 篇。共获国家专利 11 项。获十一届安徽省青年科技奖，安徽省科学技术进步奖 4 项，中华中医药学会科学技术进步奖 4 项，中共安徽省委组织部授予“安徽省创先争优优秀共产党员”荣誉称号，安徽省委教育工委授予“全省高校优秀共产党员”荣誉称号，安徽省卫生厅授予“我最喜爱的健康卫士”称号，中华中医药学会科学普及金话筒奖，中华中医药学会“科技之星”“郭春园式的好医生”等荣誉称号。

前　　言

随着社会的进步、经济的发展以及人民生活水平的不断提高，糖尿病作为一种多发病，正在肆虐全球，而我国已成为糖尿病的重灾区。我国糖尿病患者人数庞大，增长速度迅猛，为社会、家庭以及患者带来了严重的经济负担。如何有效地防治糖尿病及其慢性并发症已经引起所有部门、医务工作者的高度重视，内分泌科医生更肩负着严峻形势所赋予的联合起来抗击糖尿病的重任。而在糖尿病患者的健康教育与管理上，糖尿病患者的饮食调养及运动指导所占的地位也极其重要。有鉴于此，我们组织编写了这本《糖尿病饮食及运动疗法》。

全书分三章，主要从中医学饮食养生及运动锻炼的角度展开，包含饮食及运动原则、饮食及运动目的、饮食及运动方法、饮食及运动手段等内容。此书力求突出基础性、实用性，希望能为糖尿病患者提供一本有用的读物，为从事糖尿病卫生保健工作的人员提供一本有价值的工具书，为广大中西医临床工作者提供一本有借鉴意义的参考书。

本书编写时，力求内容翔实、论点明确、层次清楚、文字精炼、具有较强的可读性。但由于时间仓促，水平有限，内容上难免有不足之处，我们对此深感不安，恳请广大读者给予理解和支持，并不吝批评指正，在此表示衷心的感谢！

编者

2014 年 10 月

目　录

第一章　糖尿病的基础知识

第一节　糖尿病的定义与分类

糖尿病(diabetes mellitus)是由于胰岛素分泌和(或)作用缺陷所引起的一组以慢性血葡萄糖水平增高为特征的代谢性疾病。长期碳水化合物以及脂肪、蛋白质代谢紊乱可引起多系统损害,导致眼、肾、神经、心脏、血管等组织器官的慢性进行性病变、功能减退及衰竭;病情严重或应激时可发生急性严重代谢紊乱。本病使患者生活质量降低,寿命缩短,病死率增高,要积极防治。

糖尿病属于常见病、多发病,其患病率正随着人民生活水平的提高、人口老龄化、生活方式的改变而迅速增加,呈逐渐增长的流行趋势。近30年来,我国糖尿病患病率显著增加。1980年全国14省市30万人的流行病学资料显示,全人群糖尿病患病率为0.7%。而根据我国糖尿病协会2013年最新调查发现,我国的糖尿病发病率高达11.6%,已成为全球范围糖尿病发病率增长最快的地区,而且就发病人数来说是"糖尿病第一大国"。2型糖尿病的发病趋向低龄化,儿童发病率逐年增高。糖尿病已成为继心血管病和肿瘤之后的第三大非传染性疾病,给社会带来沉重的经济负担,严重威胁人类的健康。

糖尿病的病因和发病机制相当复杂,至今尚未完全阐明。不同类型糖尿病的病因不尽相同,即使在同一类型中也存在着差异性。遗传因素及环境因素贯穿于疾病的发展中。

1.1型糖尿病

绝大多数1型糖尿病为环境因素作用于有遗传易感性的个体,激活T淋巴细胞介导的自身免疫反应,导致选择性胰岛β细胞破坏和功能衰竭,致使体内胰岛素分泌不足,引发糖尿病的发生。

(1)多基因遗传因素:1 型糖尿病多基因遗传系统中 IDDM l 为 1 型糖尿病易感性的主效基因。HLA 是一种细胞表面的糖蛋白,由 HLA 复合体所编码。HLA 复合体位于人类第 6 对染色体短臂,是一组紧密连锁的基因群,这些基因群构成一个单倍型(haplotype)。在遗传过程中,该单倍型作为一个完整的遗传单位由亲代传给子代,更能体现 HLA 与 1 型糖尿病的关联,但对于两者的关联性不同民族和地区报道的不尽相同。1 型糖尿病存在着遗传异质性,不同遗传背景的亚型其病因及临床表现不尽相同。

(2)环境因素:①病毒感染。据报道,风疹病毒、腮腺炎病毒、柯萨奇病毒和巨细胞病毒等与 1 型糖尿病的发病有关。病毒感染可直接破坏胰岛 β 细胞,使细胞发生微细变化及数量减少。在破坏胰岛 β 细胞的同时,暴露其抗原成分,启动一系列自身免疫反应,两条途径是导致胰岛 β 细胞损伤的主要机制。②化学毒性物质。化学毒性物质造成的糖尿病可属于非自身免疫性反应,如链脲佐菌素和四氧嘧啶糖尿病动物模型以及灭鼠剂吡甲硝苯脲所造成的人类糖尿病。③饮食因素:因血清中存在与乳制品有关的抗体,可能使 β 细胞部分功能衰竭,所以缺乏母乳喂养的儿童 1 型糖尿病发病率偏高。

(3)自身免疫:主要的证据有四方面。遗传易感性与 HLA 复合体密切相关;1 型糖尿病患者胰岛细胞抗体检查多呈阳性;早期病理改变为胰岛炎,可见大量淋巴细胞浸润;常伴发其他自身免疫性疾病,如桥本甲状腺炎、干燥综合征等。

2. 2 型糖尿病

目前对 2 型糖尿病病因的认识仍然不足,复杂的遗传因素和环境因素共同导致 2 型糖尿病的发生。

(1)遗传因素与环境因素:多个基因及环境因素综合可以引起 2 型糖尿病的发生。包括人口老龄化、现代生活方式的改变、子宫内环境、应激反应、化学毒物等在内的环境因素,与 2 型糖尿病的发生有着密不可分的关系。其遗传特点为:有很多基因通过影响糖代谢过程中的某个环节参与疾病的发病,而对血糖值无直接影响;参与发病的每个基因程度不等,大多数为次效基因,个别为主效基因;每个基因反映个体某种程度上的易感性,并不足以直接导致疾病的发生,也不是致病所必需的;多基因异常的总效应形成遗传易感性。

(2)胰岛素抵抗和β细胞功能缺陷：在2型糖尿病的发病过程中，通常伴有胰岛素抵抗。如果β细胞能代偿性增加胰岛素分泌，则血糖维持在正常水平；当β细胞无法代偿时，就会发生2型糖尿病。胰岛素抵抗和胰岛素分泌缺陷是2型糖尿病发病的两个主要因素，不同患者其存在的胰岛素抵抗和胰岛素分泌缺陷程度不同，同一患者在疾病不同时期，两者的相对重要性也会发生改变。

胰岛素抵抗：指胰岛素作用的靶器官（主要是肝脏、肌肉和脂肪组织）对胰岛素作用的敏感性降低。胰岛素降低血糖的主要机制包括抑制肝脏葡萄糖产生、刺激内脏组织（肝和胃肠道）对葡萄糖的摄取以及促进外周组织（骨骼肌、脂肪）对葡萄糖的利用。

β细胞功能缺陷：①胰岛素分泌量的缺陷。随着空腹血糖浓度的增高，葡萄糖刺激胰岛素代偿性分泌增多（但胰岛素分泌量相对于血糖浓度而言是不足的）；但当空腹血糖浓度进一步增高时，胰岛素分泌逐渐减少。②胰岛素分泌模式异常。静滴葡萄糖耐量试验（IVGTT）中第一时相分泌减弱或消失；口服葡萄糖耐量试验（OGTT）中早期胰岛素分泌延迟、减弱或消失；胰岛素脉冲式分泌削弱；胰岛素原和胰岛素的比例增加等。

(3)葡萄糖毒性和脂毒性：在2型糖尿病发病过程中出现高血糖和脂代谢紊乱，进一步导致胰岛素敏感性降低和胰岛β细胞功能损伤，分别称为“葡萄糖毒性”（glucose toxicity）和“脂毒性”（lipotoxiciity）。

目前国际上通用WHO糖尿病专家委员会提出的病因学分型标准（1999）。

1. 1型糖尿病

1型糖尿病为胰岛β细胞破坏导致胰岛素绝对缺乏。按病因不同又分1A型（免疫介导1型糖尿病）和1B型（特发性1型糖尿病）两个亚型。

2. 2型糖尿病

2型糖尿病的主要表现以胰岛素抵抗为主伴胰岛素相对不足，临床最为多见，占糖尿病患者的90%左右。

3. 其他特殊类型糖尿病

(1)胰岛β细胞功能的遗传缺陷：基因突变引起β细胞功能缺陷，胰岛素分泌减少而导致青年人中的成人型糖尿病(MODY)和线粒体遗传性糖尿病。MODY 占糖尿病的 2%～5%;MODY 的病因具有遗传异质性,到目前为止已发现 6 种突变基因。

(2)胰岛素受体基因异常:由于遗传因素,致使胰岛素作用的基因异常,产生胰岛素抵抗,导致糖尿病发生。常见类型有 A 型胰岛素抵抗、矮妖精样综合征、脂肪萎缩型糖尿病等。

(3)线粒体糖尿病:含线粒体 DNA 上常见 tRNALeu(UUR)基因 3243 位点 A→G 等基因突变,影响胰岛素原转化为胰岛素,或胰岛素与胰岛素受体结合障碍而导致发病。

(4)胰腺外分泌疾病:凡能引起胰腺弥漫性损伤,或局部损伤破坏了胰岛 β 细胞分泌功能而导致糖尿病。主要见于胰腺炎、创伤、胰腺切除术后、胰腺肿瘤、纤维钙化性胰腺病等。

(5)感染诱发:某些病毒感染可以破坏 β 细胞发生 1 型糖尿病。常见的病毒有先天性风疹病毒、巨细胞病毒、腺病毒、流行性腮腺炎病毒等。

(6)药物或化学物:长期服用烟酸、糖皮质激素、β 肾上腺素受体激动剂、甲状腺素、苯妥英钠、噻嗪类利尿剂、α 干扰素等均可诱发糖尿病。

(7)内分泌腺病:有垂体瘤(肢端肥大症、巨人症)、胰高糖素瘤、库欣综合征、嗜铬细胞瘤、醛固酮瘤、生长抑素瘤等。

4. 妊娠期糖尿病(GDM)

妊娠期糖尿病指正常妇女在妊娠期间出现糖尿病,但不包含糖尿病妊娠。患者往往经历了血糖正常、糖耐量低减及糖尿病阶段。

第二节　糖尿病的诊断与治疗

糖尿病随进程发展可表现为代谢紊乱症候群。血糖升高后因渗透性利尿引起多尿,继而口渴多饮;外周组织对葡萄糖利用障碍,脂肪分解增多,蛋白质代谢负平衡,渐见乏力、消瘦,儿童生长发育受阻。为了补偿损失的糖、维持机体活动,患者常易饥、多食。临床许多患者通常没有症状,仅于健康体检或因各种疾病就诊时偶然发现。

一、实验室检查

1. 糖代谢异常严重程度或控制程度的检查

(1)尿糖测定：大多采用葡萄糖氧化酶法，血糖愈高，尿糖愈多。尿糖阳性是诊断糖尿病的重要线索。尿糖阳性仅提示血糖值超过肾糖阈(大约10毫摩尔/升)，因而尿糖阴性不能排除糖尿病可能。

(2)血糖测定和口服葡萄糖耐量试验(OGTT)：常用血葡萄糖氧化酶法测定。血糖升高是诊断糖尿病的主要依据，又是判断糖尿病病情的主要指标之一。血糖值反映的是瞬间血糖状态。抽静脉血或取毛细血管血，可用血浆、血清或全血，血浆、血清血糖比全血浓度高约15%。诊断糖尿病时必须用静脉血浆测定血糖，治疗过程中随访血糖控制情况可用毛细血管全血测定。

当血糖高于正常范围而又未达到诊断糖尿病的标准时，须进行OGTT。OGTT应在清晨空腹进行，成人口服75克无水葡萄糖或82.5克含1分子水的葡萄糖，溶于250～300毫升水中，5～10分钟内饮完，空腹及开始饮葡萄糖水后2小时测静脉血浆葡萄糖。儿童服糖量按每千克体重1.75克计算，总量不超过75克。

(3)糖化血红蛋白和糖化血浆白蛋白测定：主要测定方法有2种，即聚丙烯胺薄板电聚焦和琼脂电泳。人体血液中红细胞内的血红蛋白与血糖结合的产物是糖化血红蛋白(HbAlc)，血糖和血红蛋白的结合生成HbA1c是不可逆反应，并与血糖浓度成正比，可以保持120天左右。所以HbA1c测试通常可以反映患者近3个月的血糖水平，为糖尿病控制情况的主要监测指标之一。正常人中HbA1c占血红蛋白总量的3%～6%。血浆蛋白(主要为白蛋白)也可与葡萄糖发生非酶催化的糖化反应而形成果糖胺(FA)，其形成的量与血糖浓度相关。由于白蛋白在血中浓度稳定，其半衰期为19天，故FA反映采血标本前2～3周血糖的平均水平，为糖尿病患者近期病情监测的指标；正常值为1.7～2.8毫摩尔/升。

2. 胰岛β细胞功能检查

(1)胰岛素释放试验：正常人应用放射免疫法测定空腹基础血浆胰岛素为35～145皮摩尔/升(5～20毫单位/升)；口服75克无水葡萄糖后，血浆胰岛素在30～60分钟上升至高峰，峰值为基础值的5～10倍，以后逐渐下降，3～4小时恢复到基础水平。本试验反映基础和葡萄糖介导的胰岛素释放功能。胰岛素测定受血清中胰岛素抗体和外源性胰岛素干扰。

（2）血清C肽释放试验：方法同上。基础值不小于400皮摩尔/升，外周C肽比胰岛素浓度高5%～10%，高峰时间同上，峰值为基础值的5～6倍。也反映基础和葡萄糖介导的胰岛素释放功能。C肽测定不受血清中的胰岛素抗体和外源性胰岛素的影响。

（3）其他检测β细胞功能的方法：如静脉注射葡萄糖-胰岛素释放试验可了解胰岛素释放第一时相，胰升糖素-C肽刺激试验反映β细胞储备功能等，可根据患者的具体情况和检查目的而选用。

3. 胰岛素抗体测定

（1）胰岛素抗体测定：放射免疫法最为常用。凡胰岛素用量大而病情控制不满意的患者，测定胰岛素抗体多呈阳性，表明产生胰岛素抗体。

（2）谷氨酸脱羟酶抗体测定：是抑制性神经递质γ氨基丁酸的合成酶，在胰岛内具有抑制生长抑素和高血糖素分泌的作用，可以调节胰岛素原的合成。临床用以预测1型糖尿病的发生，及时干预免疫反应并作为疗效监测的指标。

二、诊断与鉴别诊断

1. 诊断线索

（1）糖尿病典型的多尿、多饮、多食，同时伴有消瘦的“三多一少症状”。

（2）以糖尿病的并发症或伴发病首诊的患者。其他还有原因不明的酸中毒、昏迷；反复发作的皮肤疖或痈、真菌性阴道炎、结核病等；血脂异常、高血压、冠心病、视网膜病、周围神经炎、下肢坏疽以及代谢综合征等。

（3）高危人群，包括糖尿病或肥胖家族史、糖耐量异常、年龄超过45岁、肥胖或超重、巨大胎儿史等。

2. 诊断标准

（1）目前国际上通用WHO糖尿病专家委员会提出的诊断标准（1999），见表1-1。

表 1-1 1999 年糖尿病、IGT、IFG 诊断标准

	血糖毫摩尔/升(毫克/分升)		
	静脉全血	毛细血管	静脉血浆
糖尿病(DM)	≥7.0(≥126)	≥6.10(≥110)	≥7.0(≥126)
空腹血糖(FBG)或餐后2小时/随机(PBG)	≥10.0(≥180)	≥11.0(≥198)	≥11.1(≥200)
糖耐量减低(IGT)			
FBG	<6.1(<110)	<6.1(<110)	<7.0(<126)
PBG	6.7～9.9 (120.6～178.2)	7.8～11.0 (140～198)	7.8～11.0 (140～198)
空腹血糖受损(IFG)			
FBG	5.6～6.0 (100.8～108)	5.6～6.0 (100.8～108)	6.1～6.9 (110～124.2)
PBG	<6.7(<120)	<7.8(<140)	<7.8(<140)

注：①该标准指出凡空腹血糖或餐后 2 小时血糖之一达到标准者即可确诊为糖尿病；并确定糖耐量减低和空腹血糖受损的标准。

②血糖测定用葡萄糖氧化酶法；推荐以静脉血浆葡萄糖值为主。

③糖尿病前期一调节受损：指血糖水平高于正常而未达到糖尿病诊断标准，即空腹静脉血糖≥6.10 毫摩尔/升(110 毫克/分升)且<7.0 毫摩尔/升(126 毫克/分升)称为空腹血糖受损(IFG)；葡萄糖负荷后 2 小时血糖≥7.8 毫摩尔/升(140 毫克/分升)且<11.1 毫摩尔/升(200 毫克/分升)称为糖耐量受损(IGT，以往称为糖耐量减低或减退)；IFG 和 IGT 均可发展为糖尿病，因此将两者称为糖尿病前期。

④空腹静脉血糖<6.1 毫摩尔/升(110 毫克/分升)伴葡萄糖负荷后血糖值<7.8 毫摩尔/升(140 毫克/分升)者可视为正常。

⑤毫摩尔/升转换毫克/分升为乘以换算系数 18。

⑥2003 年 11 月国际糖尿病专家委员会建议将 IFG 的界限值修订为 5.6～6.9 毫摩尔/升。

(2)儿童糖尿病诊断标准与成人相同。

3.鉴别诊断

(1)内分泌疾病：①尿崩症：临床表现均有多饮、多尿、消瘦等症状，但尿崩症血糖正常，无尿糖，尿比重<1.004，尿渗透压<280 毫渗量/(千克水)，可以与糖尿病相鉴别。②库欣综合征(肾上腺皮质功能亢进)：具有向心性肥胖、体毛增多、出现脂肪垫和紫纹等特有的体征与症状，血糖仅中等程度升高，结合肾上腺 X 线、B 超、CT 等检查可与糖尿病相鉴别。③甲状腺功能亢进：除表现与糖尿病相类似的多食、多饮、消瘦外，还伴有甲亢特有的症状和体征。同时

甲状腺功能各项指标 T3、T4 等高于正常。

(2)肝脏病变:肝脏病变导致肝糖原贮备能力下降,糖原异生降低,血糖升高。肝炎病毒可累及胰岛 β 细胞而引起继发性血糖升高,但随着肝功能的恢复,多数血糖会降到正常水平。

(3)胰腺疾病:因急性胰腺炎、慢性胰腺炎、胰腺肿瘤等损伤胰岛 β 细胞,分泌胰岛素减少,出现继发性糖尿病。

(4)肥胖症:肥胖可引起胰岛素受体数目减少,对胰岛素敏感性降低,产生胰岛素抵抗,导致血糖升高。

(5)慢性肾病:慢性肾功能不全患者,常伴有肾小管浓缩功能失常或重吸收功能障碍,出现尿糖阳性。

(6)急性应激状态:当机体处于急性应激情况下,体内胰岛素拮抗激素分泌增高,引起一过性血糖升高或糖耐量异常,应激过后血糖可以恢复正常。

(7)药物因素:长期大剂量服用肾上腺皮质激素、噻嗪类利尿剂、水杨酸类药物,可引起血糖升高,停药后血糖逐渐恢复正常。

三、治疗

(一)糖尿病教育

糖尿病健康教育是指教给糖尿病患者有关的自我护理、控制急慢性并发症的知识与技能,以及如何改变生活方式有效地控制糖尿病的过程。自 20 世纪 90 年代传统医学模式被生物—心理—社会医学模式取代以来,医护工作者从以疾病为中心向以患者为中心转变。健康教育是基础的治疗手段,良好的健康教育可充分调动患者的主观能动性,积极配合治疗,有利于糖尿病的防治,延缓各种并发症的发生和发展,减少致残、致死率,提高生活质量,减轻社会和家庭的经济负担和心理压力,为创建和谐文明的社会做出贡献。

健康教育的内容:①糖尿病基础知识教育;②糖尿病患者基本饮食教育;③糖尿病患者运动的重要性;④糖尿病患者用药治疗教育;⑤糖尿病患者的自我监测教育。

糖尿病教育的对象及其方式:①通过糖尿病专科医师和护士以及营养师,采用形式多样的宣传手段(如电视、互联网、会议、报纸、宣传手册等)对一般人群开展教育；②可以采用糖尿病教育课堂、继续教育班、小组式教育或个体化教育等。

（二）医学营养治疗

是糖尿病综合治疗的重要组成部分。通过合理的饮食控制，调整机体代谢失衡。无论哪种类型的糖尿病患者，若对医学营养治疗依从性好的患者将得到理想的代谢控制。

1. 糖尿病饮食治疗原则

（1）合理控制总热量，热量摄入以达到或维持机体理想体重为宜。

（2）平衡膳食，选择多样化、营养合理的食物，合理安排各种营养物质在膳食中所占的比例；放宽对主食类食物的限制，减少单糖及双糖食物，限制脂肪摄入量，适量选择优质蛋白质。

（3）增加膳食纤维摄入，多选择粗粮、蔬菜等，增加维生素、矿物质的摄入。

（4）提倡少食多餐，定时定量进餐。

2. 医学营养治疗方案

（1）计算总热量：首先按患者性别、年龄和身高查表，或用简易公式计算理想体重[理想体重（千克）＝身高（厘米）－105]，然后根据理想体重和工作性质，参照原来生活习惯等，计算每日所需总热量，见表 1-2。

表 1-2　成年糖尿病患者的热量供给表[千卡/(千克·天)]

劳动强度	正常
卧床休息	25～30
轻度体力劳动者	30～35
中度体力劳动者	35～40
重度体力劳动者	＞40

孕妇、乳母可按 20%～30%提高总的热量，儿童、营养不良和消瘦以及伴有消耗性疾病者应酌情增加 15%，肥胖者按总热量减少 15%，使体重逐渐恢复至理想体重的±5%范围内。

（2）营养物质：对糖尿病患者建议碳水化合物占饮食总热量的 50%～60%，提倡用粗制米、面和杂粮，忌食用葡萄糖、蔗糖、蜜糖及其制品。根据不同的劳动强度，一般患者饮食中碳水化合物含量应为 200～400 克，折合为主食每日 250～450 克。蛋白质含量一般不超过总热量的 15%，成人按每日每千克理想体重 0.8～1.0 克；儿童、孕妇、乳母、营养不良或伴有消耗性疾病者增至 1.2～1.5 克，有显性蛋白尿的患者蛋白质摄入量宜限制在 0.8 克；血尿素氮升高者应限制在 0.6 克。蛋白质应至少有 1/3 来自动物蛋白质，以保证必需氨基酸的供给。因其含有丰富的必需氨基酸，可保证人体营养中蛋白质代谢的需要。建议糖尿病患者脂肪摄入量约占总热量的 30%，饱和脂肪酸、多不饱和脂肪酸与单不饱和脂肪酸的比例应为 1∶1∶1，每日胆固醇摄入量宜在 300 毫克以下；合并高低密度脂蛋白胆固醇血症的糖尿病患者，胆固醇摄入量应小于 200 毫克。

此外，每日饮食中膳食纤维含量不宜少于 40 克，提倡食用绿叶蔬菜、豆类、块根类、粗谷物、含糖成分低的水果等。每日摄入食盐应限制在 6 克以下，高血压患者更应严格限制摄入量。不推荐糖尿病患者饮酒。饮酒时需把酒中所含的热量计算入总能量，每日不超过 2 份标准量（一份标准量为：啤酒 350 毫升，红酒 150 毫升或低度白酒 45 毫升，各约含酒精 15 克）。需要注意的是酒精可能促进使用磺脲类药物或胰岛素治疗的患者出现低血糖。

(3)合理分配：确定每日饮食总热量和碳水化合物、蛋白质、脂肪的组成后，按每克碳水化合物、蛋白质产热 16.7 千焦（4 千卡），每克脂肪产热 37.7 千焦（9 千卡），将热量换算为食品数量；对不应用胰岛素治疗的 2 型糖尿病患者，每天供给 3 餐，定时定量。三餐的主食量可按早、午、晚三餐各占 1/3 或按早餐 1/5、午餐 2/5、晚餐 2/5 分配。对于使用胰岛素或口服降糖药物常出现低血糖的患者，可适当加餐，除 3 次正餐外，应加餐 2～3 次；一般可在上午 9 点至 10 点、下午 3 点至 4 点及晚上睡前加 1 次餐，可减少低血糖现象发生。加餐饮食的摄入量一定要算在全日总量之内。

（三）运动疗法

运动可以使非胰岛素依赖组织的葡萄糖摄取增加，增强胰岛素敏感性，利于控制血糖，减轻体重，控制肥胖；还有助于改善脂代谢、控制炎症，改善心、肺、肾功能和调节心理等。坚持规律运动 12～14 年的糖尿病患者死亡率显著降低。根据年龄、性别、体力、病情及有无并发症等不同条件，循序渐进和长期坚持。

1 型糖尿病患者接受胰岛素治疗时，常可能处于胰岛素相对不足和胰岛素过多之间。在胰岛素相对不足时运动，可使肝脏葡萄糖输出增加，升高血糖；在胰岛素相对过多时运动，肌肉摄取和利用葡萄糖增加，可能诱发低血糖反应的发生。对于1型糖尿病患者，体育锻炼宜在餐后进行，运动量不宜过大，持续时间不宜过长。对于2型糖尿病患者（尤其是肥胖患者），适当运动有利于减轻体重、提高胰岛素敏感性，但如有心、脑血管疾病或严重微血管病变者，应按具体情况作妥善安排。

当患者血糖在14～16毫摩尔/升、出现明显的低血糖症状或者血糖波动较大、有糖尿病急性或慢性并发症时，暂不适宜运动。运动频率和时间为每周至少150分钟，如一周运动5天，每次30分钟。研究发现，即使进行少量的体力活动（如平均每天10分钟）也是有益的。因此可以鼓励患者尽一切可能进行适当的体力活动。其中中等强度的体力活动包括快走、打太极拳、骑车、打高尔夫球和进行园艺活动；较强的体力活动包括舞蹈、有氧健身、慢跑、游泳、骑车上坡等。每周最好进行2次肌肉运动，如举重训练，训练时阻力为轻或中度。联合进行抗阻运动和有氧运动可获得更大程度的代谢改善。

（四）戒烟

对于合并有大血管病变高度危险的2型糖尿病患者，应劝诫其停止吸烟，这是生活方式干预的重要内容之一。

（五）监测血糖

1. 定期监测血糖

可以使用大型生化仪测定静脉血清或血浆血糖，也可以应用便携式血糖仪进行自我监测血糖（SMBG），或者使用动态血糖仪连续监测72小时的血糖谱。SMBG的特点是简便、快速、准确及用血少等，是最理想的方法，但若条件有限，尿糖的检测也是可以接受的。此外，每3～6个月定期复查HbA1c，可以反映长期血糖控制的情况。每年1～2次全面复查，了解血脂、血液黏稠度、尿微量蛋白以及神经和眼底情况，及早发现有关并发症并治疗。

2. 监测时间

选择血糖监测的时间，常用方法有：四点法，即三餐前和睡前；五点法，即空腹加三餐后2小时和睡前；七点法，即三餐前加三餐后2小时和睡前；必要时可以测夜间2点血糖，防止夜间低血糖的发生。

3. 血糖监测时的注意事项

（1）餐前血糖检测，当血糖水平很高时空腹血糖水平是首先要关注的，有低血糖风险者也应测定餐前血糖。

（2）餐后 2 小时血糖监测，适用于空腹血糖已获良好控制但仍不能达到治疗目标者。

（3）睡前血糖监测，适用于注射胰岛素，特别是中长效胰岛素的患者。

（4）夜间血糖监测，适用于胰岛素治疗已接近治疗目标而空腹血糖仍高者。

（5）出现低血糖症状时应及时监测血糖。

（6）剧烈运动前后应监测血糖。

（六）口服药物治疗

口服治疗糖尿病的药物主要有促胰岛素分泌剂、双胍类、胰岛素增敏剂、α-葡萄糖苷酶抑制剂、其他口服降糖药物。

1. 促胰岛素分泌剂

（1）磺脲类（sulfonylureas，SUs）：磺脲类口服药物，第一代 SUs 已很少应用；第二代 SUs 有格列本脲（glibenclamide）、格列齐特（gliclazide）、格列吡嗪（glipizide）、格列喹酮（gliquidone）和格列美脲（glimepiride）等，是目前常用的治疗药物，其作用特点见表 1-3。

表 1-3　第二代磺脲类药物的主要特点及应用

名称	起效时间（小时）	高峰时间（小时）	作用时间（小时）	剂量范围（毫克/天）	肾脏排泄（%）
格列本脲	0.52～6	1～2	20～24	2.5～20	50%
格列吡嗪	0.5～1	1	12～14	2.5～20	89%
格列齐特	0.52～6	3～7	10～15	40～320	70%
格列喹酮	0.52～3	1.5～4.5	24	15～180	5%
格列美脲	1	2～3	10～20	1～8	60%

SUs 的主要作用为刺激胰岛细胞分泌胰岛素，减少肝糖原异生和分解。其作用部位是胰岛 β 细胞膜上的 ATP 敏感的钾离子通道（KATP）。当血糖水平升高时，葡萄糖被胰岛 β 细胞利用，产生 ATP，ATP/ADP 比值升高，关闭

KATP，抑制细胞内钾离子外流，细胞膜去极化，同时电压依赖性钙离子通道被激活，促使钙离子内流，导致细胞内胰岛素的颗粒外移和胰岛素释放，使血糖下降。当机体尚保存相当数量（30%以上）有功能的胰岛β细胞时SUs才能发挥降血糖作用。新型SUs制剂格列美脲除了能刺激胰腺β细胞分泌胰岛素外，还可增强外周组织对胰岛素的敏感性，从而增强胰岛素的敏感性。

适应证：SUs作为单药治疗主要选择应用于经饮食和运动治疗1～2个月后血糖控制不理想的新诊断的2型糖尿病非肥胖患者。

临床应用：现在基本上应用的是第二代SUs。建议从小剂量开始，早餐前半小时一次服用。格列本脲作用强、价廉，目前应用较广泛，但容易引起低血糖，老年人及肝、肾、心、脑功能不好者慎用；格列吡嗪、格列齐特和格列喹酮作用温和，适合老年人使用；对于中度肾功能减退（肌酐清除率为30～60毫升/分）的糖尿病患者，宜使用格列喹酮，当出现重度肾功能减退（肌酐清除率<30毫升/分）时格列喹酮也不宜使用。本类药物不宜联合使用，也不提倡与其他胰岛素促分泌剂合用。

禁忌证：1型糖尿病；反复低血糖发生；严重肝肾功能不全；合并糖尿病急、慢性并发症；儿童糖尿病，妇女妊娠期、哺乳期，全胰腺切除术后，大手术围手术期，严重急性感染、创伤等应激状态；对SUs过敏或有严重不良反应等。

（2）格列奈类：此类药物也作用在胰岛β细胞膜上的KATP，但结合位点与SUs不同，不进入胰岛β细胞内发挥作用。该药起效快，达峰时间为1小时，半衰期1小时。格列奈类降血糖作用快而短，主要用于控制餐后高血糖。低血糖反应少。可单独或与二甲双胍、胰岛素增敏剂等联合使用。于餐前或进餐时口服。有两种制剂：①瑞格列奈（repaglinide）：常用剂量为每次0.5～4毫克，每天3次。②那格列奈（nateglinide）：常用剂量为每次60～120毫克，每天3次。药物在餐时服用，不进食不服药。

适应证：通过饮食调节、运动及身心疗法后，血糖没有得到满意控制的2型糖尿病患者；肥胖的2型糖尿病患者，用二甲双胍无效，改用格列奈类治疗仍然显示良好的效果。

禁忌证与SUs相同。

2．双胍类（biguanides）：目前广泛应用的药物。主要作用机制为如下。

(1)在肝细胞膜水平上，恢复胰岛素对腺苷环化酶的抑制能力，减少肝糖原异生。

(2)增加外周组织中胰岛素受体的数目和亲和力，降低胰岛素抵抗，增加外周组织对葡萄糖的利用。

(3)抑制细胞氧化酶系统，增强周围组织对葡萄糖的无氧酵解代谢。

(4)减缓肠道对葡萄糖的吸收速率。

适应证：肥胖的以及伴血脂异常、高血压或高胰岛素血症的2型糖尿病患者，在无肝肾功能受损、缺氧性疾病等禁忌证的情况下作为一线用药；1型糖尿病与胰岛素联合应用有可能减少胰岛素用量和血糖波动；使用磺脲类降糖药血糖仍未达到良好控制的2型糖尿病患者，可与其合用以增强降糖效果。

禁忌证：肝、肾功能不全，或伴有急性并发症患者；1型糖尿病患者不宜单独使用本药；2型糖尿病合并严重代谢紊乱、严重感染、外伤、大手术、心脑血管疾病者；对药物过敏或有严重不良反应者；酗酒者；活动性消化性溃疡、长期大便次数增多，以及长期营养不良、贫血、消瘦者；孕妇和哺乳期妇女。

临床应用：二甲双胍(metformin)，每天500～1500毫克，分2～3次口服，最大剂量每天不超过2克。

除非明确为肥胖的2型糖尿病及存在胰岛素抵抗，否则儿童不宜服用本药，年老患者慎用。准备做静脉注射碘造影剂检查的患者，应事先暂停服用双胍类药物。

3.胰岛素增敏剂

本类药物为噻唑烷二酮类(thiazolidinediones, TZDs，格列酮类)，主要通过激活过氧化物酶增殖体活化因子受体γ(PPARγ)起作用。TZDs可明显减轻胰岛素抵抗，刺激外周组织对胰岛素的敏感性，增加肝对葡萄糖的摄取和肝糖原的合成，降低血糖。

适应证：尚有一定胰岛素分泌能力的2型糖尿病患者；存在胰岛素抵抗患者；可与磺脲类药物联合应用提高疗效；联合双胍类药物应用被称为强强联合，通过不同作用机制减低胰岛素抵抗及增强胰岛素的敏感性。

慎与胰岛素合用，虽能减少胰岛素用量，但可加重水钠潴留而导致血容量增加，易使心力衰竭发生的危险性增加，同时也增加体重使血糖难以控制。

临床应用：现有两种制剂；罗格列酮（rosiglitazone），用量为每天4～8毫克，每天1次或分2次口服，我国现在因其副作用而应用较少；吡格列酮（piog litazone），用量为每天15～30毫克，每天1次。

4. α-葡萄糖苷酶抑制剂（AGI）

AGI药物是一种生物合成假性四糖，它的结构与寡糖非常相似，因而在肠道能竞争性的抑制小肠黏膜刷状缘上的α-葡萄糖苷酶活性，使淀粉、麦芽糖、蔗糖等多糖和双糖转化为葡萄糖的速度减慢，从而减缓对葡萄糖的吸收而降低餐后高血糖。AGI主要适用于餐后血糖明显升高的2型糖尿病患者，尤其是肥胖及老年的糖尿病患者，可单独用药或与其他降糖药物合用。1型糖尿病患者在胰岛素治疗基础上加用AGI有助于降低餐后高血糖。

不良反应：①常见胃肠道反应，如胃胀、腹胀、排气增多或腹泻；②有皮肤瘙痒、皮疹、荨麻疹等皮肤过敏反应；③少见头晕、乏力、头痛、眩晕、低血压等；④也有转氨酶升高的报道。

临床应用：现有两种制剂。阿卡波糖（acarbose），每次50～100毫克，每天3次；②伏格列波糖（voglibose），每次0.2毫克，每天3次。AGI应在进食第一口食物后服用。

（七）胰岛素治疗

1. 适应证

①1型糖尿病包括蜜月期，一旦确诊必须用胰岛素治疗，而且终身注射；②对磺脲类口服降糖药物过敏而又不宜使用双胍类药物或α-葡萄糖苷酶抑制剂；③处于应激状态时，如糖尿病酮症酸中毒（DKA）、高血糖高渗状态和乳酸性酸中毒伴高血糖、手术、妊娠和分娩等；④各种严重的糖尿病急、慢性并发症；⑤口服抗糖尿病药物原发性或继发性失效，可改用或加用胰岛素治疗；⑥老年2型糖尿病患者消瘦明显、营养不良或精神抑郁等，可改用胰岛素治疗；⑦2型糖尿病β细胞功能明显减退；⑧某些特殊类型糖尿病；⑨某些继发性糖尿病，如垂体性糖尿病、胰源性糖尿病、类固醇糖尿病等，应考虑使用胰岛素治疗；⑩临床上暂时难以分型的糖尿病。

2. 胰岛素制剂

按作用起效快慢和维持时间，可将胰岛素制剂分为超短效、短（速）效、中效和长(慢)效三类。速效,普通(正规)胰岛素(regular insulin,RI),皮下注射后发生作用快,但持续时间短,是唯一可经静脉注射的胰岛素,可用于抢救(DKA);中效胰岛素,有低精蛋白胰岛素(neutral protamine hagedorn,NPH,中性精蛋白胰岛素)和慢胰岛素锌混悬液(lente insulin zinc suspension);长效制剂,有精蛋白锌胰岛素注射液(protamine zinc insulin,PZI,鱼精蛋白锌胰岛素)和特慢胰岛素锌混悬液(ultralente insulin zinc suspension)。几种制剂的特点见表1-4。速效胰岛素主要控制一餐饭后高血糖;中效胰岛素主要控制两餐饭后高血糖,以第二餐饭为主;长效胰岛素无明显作用高峰,提供基础水平胰岛素。

表1-4 各种胰岛素制剂的特点

作用类别及制剂	皮下注射作用时间(小时)			
	起效时间(小时)	高峰时间(小时)	有效作用时间(小时)	药效持续时间(小时)
超短效胰岛素类似物(IA)	0.25~0.5	0.5~1.5	3~4	4~6
短效胰岛素(RI)	0.5~1	2~3	3~6	6~8
中效胰岛素(NPH)	2~4	6~10	10~16	14~18
长效胰岛素(PZI)	4~6	10~16	18~20	20~24
预混胰岛素70/30(70%NPH 30%短效)	0.5~1	双峰	10~16	14~18
预混胰岛素50/50(50%NPH 50%短效)	0.5~1	双峰	10~16	14~18

注:受胰岛素剂量、吸收、降解等多种因素影响,个体差异大,仅供参考。

根据来源,目前胰岛素制剂有基因重组人胰岛素和猪胰岛素。人胰岛素比动物来源的胰岛素更少引起免疫反应,同时注射部位很少出现硬结或脂肪萎缩等副作用。

胰岛素类似物是指氨基酸序列与人胰岛素不同,但仍能与胰岛素受体结合,功能及作用与人胰岛素相似的分子。目前已有多种不同氨基酸序列及作用特性的胰岛素类似物,可提供更符合临床需要的速效及长效制剂。已在国内上市的有如下几类。

(1)餐时作用胰岛素:主要为如下两类。

超短效胰岛素类似物:经过分子结构改变使胰岛素分子自我聚合能力减弱,能保持单聚体或二聚体状态,皮下注射后吸收加快,通常15分钟起效,

30～60 分钟达峰，持续 2～5 小时。超短效胰岛素类似物可于进餐前注射，起效快、达峰快、作用时间短，更符合进餐时的生理需求。使用超短效胰岛素类似物治疗糖尿病患者，可明显降低餐后高血糖；低血糖，尤其是夜间低血糖发生率，较使用常规胰岛素治疗者低。赖脯胰岛素（insulin lispro），将胰岛素 B 链 28 位的脯氨酸（Pro）与 29 位的赖氨酸（Lys）次序颠倒（LysB28 ProB29），从空间结构上减少了二聚体内胰岛素单体间的非极性接触和 β 片层间的相互作用，消减胰岛素的自我聚合特性，使之易于解离；门冬胰岛素（insulin aspart），胰岛素 B 链 28 位的脯氨酸被门冬氨酸取代（AspB28）。

短效（或速效）作用胰岛素：短效作用胰岛素在皮下、肌肉或静脉注射。皮下或肌肉注射后 30 分钟起效，作用高峰时间在 2～4 小时，可持续 6～8 小时，随着剂量的增加其作用时间可延长。短效作用胰岛素皮下注射主要控制餐后的高血糖；静脉注射可即刻起作用，最强作用在半小时，可持续 2 小时。静脉注射或滴注短效作用的胰岛素主要适用于急诊抢救的情况，如糖尿病酮症酸中毒、糖尿病非酮症高渗综合征、乳酸性酸中毒、严重感染治疗过程或急诊手术等。目前用于临床的短效作用胰岛素制剂有动物短效胰岛素（中性胰岛素）、半慢胰岛素和人短效胰岛素（优泌林 R、诺和灵 R）。

（2）长效胰岛素类似物：长效胰岛素类似物提供的基础胰岛素水平较稳定，血糖控制较好，低血糖发生减少。甘精胰岛素（insulin glargine），胰岛素 A 链 21 位的门冬氨酸换成甘氨酸，并在 B 链 C 末端加两分子精氨酸，使等电点偏向酸性，在生理 pH 体液中溶解度降低，皮下注射后局部形成沉淀，缓慢分解吸收；胰岛素Detemir，在胰岛素 B 链 29 位赖氨酸上接一个游离脂肪酸侧链，切去第 30 位苏氨酸，经修饰后可与血浆白蛋白结合而延长其作用。

（3）预混型人胰岛素：预混型人胰岛素是将短效和中效人胰岛素按各种比例配制成的人胰岛素预混制剂，使其兼有短效和中效胰岛素的作用。国内目前临床上常用的剂型有两种，一种是 30%的短效作用人胰岛素与 70%中效作用人胰岛素（即 30R 或 70/30）配制，另一种是短效作用与中效作用的人胰岛素各 50%（即 50R 或 50/50）。该型胰岛素也仅能皮下注射。皮下注射后开始作用时间为半小时，最大作用时间为 8 小时，可持续 2 小时。预混型人胰岛素每天可注射 1～2 次，它既可控制餐后的高血糖又能控制平日的基础血糖水平。基础作用的胰岛素是一天注射1～2次中效、长效胰岛素或长效胰岛素类似物，以控制夜间或非禁食状态下的血糖水平。

中效作用胰岛素均被改良为混悬液，从而延迟了从注射部位吸收的时间而起到中效的作用。目前临床上使用的中效作用胰岛素有低精蛋白锌胰岛素（NPH）、人胰岛素（N）等。这类胰岛素仅能皮下注射，皮下注射后2～4小时开始起效，高峰浓度即最大作用时间在5～12小时，以后随浓度逐渐下降可持续13～18小时。中效作用胰岛素每天可皮下注射1～2次，适用于控制空腹或餐前的基础血糖，而降低餐后血糖的作用不明显；若与短效作用胰岛素联合应用，可控制全天的血糖。

长效作用的胰岛素也只能皮下注射。皮下注射后特慢胰岛素（ultralente）可作用4～6小时，鱼精蛋白锌胰岛素（PZI）作用达3～4小时。

（4）胰岛素吸入剂：有经肺、口腔黏膜和鼻腔黏膜吸收3种方式，已开始上市。

注意事项：使用动物胰岛素尤其是PZI，可引起荨麻疹、紫癜、血管神经性水肿，个别严重者可发生过敏性休克。人胰岛素制剂较动物胰岛素发生低血糖的危险性增加，应严密观察。长期注射胰岛素治疗的糖尿病患者可能会导致体重增加。用胰岛素治疗使高血糖迅速下降可造成屈光不正。胰岛素制剂类型、种类、注射技术、注射部位、患者反应性差异、胰岛素抗体形成等，均可影响胰岛素的起效时间、作用强度和维持时间。腹壁注射吸收最快，其次分别为上臂、大腿和臀部。胰岛素不能冰冻保存，应避免温度过高、过低（不宜＜30℃或＜2℃）及剧烈晃动。我国常用制剂有每毫升含40单位和100单位两种规格，使用时应注意注射器与胰岛素浓度匹配。

3.治疗原则和方法

胰岛素治疗应在综合治疗基础上进行。胰岛素剂量取决于血糖水平、β细胞功能缺陷程度、胰岛素抵抗程度、饮食和运动状况等，一般从小剂量开始，血糖水平逐渐调整。

生理性胰岛素分泌有两种模式：持续性基础分泌，保持空腹状态下葡萄糖的产生和利用相平衡；进餐后胰岛素分泌迅速增加使进餐后血糖水平维持在一定范围内，预防餐后高血糖的发生。胰岛素治疗应力求模拟生理性胰岛素分泌模式。

糖尿病患者在急性应激时，如重症感染、急性心肌梗死、脑卒中或急症手术等，容易促使代谢紊乱迅速恶化。此时不论哪一种类型糖尿病，也不论原用哪一类药物，均应按实际需要，使用胰岛素治疗以度过急性期，待急性并发症痊愈或缓解后再调整糖尿病方案。急性期血糖控制良好与急性并发症的预后有密切关系，但应注意避免发生低血糖，对老年、合并急性心肌梗死或脑卒中的患者尤其要小心。糖尿病患者如需施行择期大手术，尤其是在全身麻醉下施行手术，应至少在手术前3天即开始使用或改用胰岛素治疗，宜选用短效胰岛素或联合应用短效和中效制剂，术后恢复期再调整糖尿病治疗方案。上述情况下，如需静脉滴注葡萄糖液，可每2～4克葡萄糖加入1单位短效胰岛素。

(1)1型糖尿病：对病情相对稳定、无明显消瘦的患者，初始剂量为每天0.5～1.0单位/千克，但在蜜月期，因胰岛尚有一定分泌功能，故每天0.2～0.6单位/千克的胰岛素即可满足需要。维持昼夜基础胰岛素水平需全天胰岛素剂量的40%～50%，剩余部分分别用于每餐前(通常为15%～25%在早餐前，15%在午餐前，15%～20%在晚餐前)注射。例如每餐前20～30分钟皮下注射速效胰岛素(或餐前即时注射速效胰岛素类似物)使胰岛素水平迅速增高，以控制餐后高血糖。提供基础胰岛素水平的方法：睡前注射中效胰岛素可保持夜间胰岛素基础水平，并减少夜间发生低血糖的危险性，另于早晨给予小剂量中效胰岛素可维持日间的基础水平；每天注射1～2次长效胰岛素或长效胰岛素类似物，使体内胰岛素水平达到稳态而无明显峰值。目前较普遍应用的强化胰岛素治疗方案是，餐前多次注射速效胰岛素加睡前注射中效或长效胰岛素。应为患者制订试用方案，逐渐调整，至达到良好血糖控制。一部分1型糖尿病患者在胰岛素治疗后一段时间内病情部分或完全缓解，胰岛素剂量减少或可以完全停用，称为“糖尿病蜜月期”，通常持续数周至数月。1型糖尿病患儿每日胰岛素的需要量一般为按体重0.5～1.0单位/千克，开始治疗第1日用胰岛素，分3次，每餐前20～30分钟皮下注射。目前已改用中效胰岛素60%、短效胰岛素40%的比例，于早餐及晚餐前20～30分钟临时混合后注射，早餐前用总量2/3，晚餐前用1/3。早餐前注射的胰岛素提供早餐后及午餐后所需的胰岛素，晚餐前注射的胰岛素提供晚餐后直至次日早晨所需的胰岛素。根据用药后的血糖或尿糖情况调整胰岛素的用量或饮食。

(2)2 型糖尿病：胰岛素作为补充治疗，用于经合理的饮食和口服降糖药治疗仍未达到良好控制目标的患者。通常白天继续服用口服降糖药，睡前注射中效胰岛素(早晨可加或不加小剂量)或每天注射 1～2 次长效胰岛素。胰岛素作为替代治疗(一线用药)的适应证为：2 型糖尿病诊断时血糖水平较高，特别是体重明显减轻的患者；口服降糖药治疗反应差，伴体重减轻或持续性高血糖的患者；难以分型的消瘦的糖尿病患者。此外，在 2 型糖尿病患者胰岛素补充治疗过程中，当每日胰岛素剂量已经接近 50 单位时，可停用胰岛素促分泌剂而改成替代治疗。应用胰岛素作为 2 型糖尿病患者替代治疗时，可每天注射 2 次中效胰岛素或预混制剂；β细胞功能极差的患者应按与 1 型糖尿病类似的方案长期采用强化胰岛素治疗。

采用强化胰岛素治疗方案后，有时早晨空腹血糖仍然较高，原因可能为：夜间胰岛素作用不足；“黎明现象(dawn phenomenon)”，即夜间血糖控制良好，也无低血糖发生，仅于黎明短时间内出现高血糖，可能由于清晨皮质醇、生长激素等胰岛素拮抗素分泌增多所致；苏木杰(Somogyi)效应，即在夜间曾有低血糖，在睡眠中未被察觉，但导致体内胰岛素拮抗素分泌增加，继而发生低血糖后的反跳性高血糖。夜间多次(于 0、2、4、6、8 时)测定血糖，有助于鉴别早晨高血糖的原因。

采用强化胰岛素治疗时，低血糖症发生率增加，应注意避免、及早识别和处理。2 岁以下幼儿、老年患者、已有晚期严重并发症者不宜采用强化胰岛素治疗。

持续皮下胰岛素输注(continuous subcutaneous Insulin infusion，CSII，又称胰岛素泵)是一种更为完善的强化胰岛素治疗方法。CSII 的胰岛素治疗剂量选择可以从口服降糖药和皮下注射胰岛素直接向胰岛素泵转换。口服降糖药患者可根据每片降糖药对 4 单位胰岛素计算胰岛素总量或根据体重计算。1 型糖尿病患者按体重 0.3～0.5 单位/千克，2 型糖尿病患者 0.2～0.3 单位/千克，起始剂量为总剂量的 2/3，平分为基础量和餐前量，餐前量一般为三餐前平均分配剂量，也可以早餐前稍多一点；基础量分 3 个时间段分配；日间量，8 点至 24 点通常按每小时0.01单位/千克或基础量的 1/2 平均分配；24 点至 4

点，为防止夜间低血糖，适当减少剂量，通常比日间量稍大；4 点至 8 点，控制黎明现象，通常为日间量的 3/2。

4. 胰岛素的抗药性和不良反应

各种胰岛素制剂因本身来源、结构、成分特点及含有一定量的杂质，故有抗原性和致敏性。牛胰岛素的抗原性最强，其次为猪胰岛素，人胰岛素最弱。人体多次接受胰岛素注射约 1 个月后，血中可出现抗胰岛素抗体。临床上只有极少数患者表现为胰岛素抗药性，即在无酮症酸中毒也无拮抗胰岛素因素存在的情况下，每日胰岛素需要量超过 100 单位或 200 单位。此时应选用单组分人胰岛素速效制剂。如皮下注射胰岛素不能降低血糖，可试用静脉注射 20 单位并观察 0.5～1 小时血糖是否肯定下降，如仍无效，应迅速加大胰岛素剂量，给予静脉滴注，有时可达每天1000单位以上，并可考虑联合应用糖皮质激素（如泼尼松 40～80 毫克/日）及口服降糖药治疗。此时胰岛素可从已形成的复合物中分离而使循环中游离胰岛素骤增，引起严重低血糖，应严密监护、及早发现和处理。胰岛素抗药性经适当治疗后可消失。

胰岛素治疗的主要不良反应是低血糖反应，多见于接受强化胰岛素治疗者，与剂量过大和（或）饮食失调有关。2 岁以下幼儿、老年患者及已有晚期严重并发症者不宜采用强化胰岛素治疗。胰岛素治疗初期可因钠潴留而发生轻度水肿，可自行缓解，严重水肿者可用少量利尿药。部分患者出现视力模糊，为晶状体屈光改变，常于数周内自然恢复。胰岛素过敏反应通常表现为注射部位瘙痒，继而出现荨麻疹样皮疹，全身性荨麻疹少见，可伴恶心、呕吐、腹泻等胃肠道症状，罕见严重过敏反应（如血清病、过敏性休克）。处理措施包括更换胰岛素制剂，使用抗组胺药和糖皮质激素以及脱敏疗法等。严重者需停止或暂时中断胰岛素治疗。脂肪营养不良为注射部位皮下脂肪萎缩或增生，应经常更换注射部位以防止其发生；停止在该部位注射后可缓慢自然恢复。随着胰岛素制剂的改进，目前过敏反应和脂肪营养不良已甚少发生。

（八）胰升糖素样多肽 1 类似物和 DPP-Ⅳ抑制剂

胰升糖素样多肽 1（glucagon-like peptide 1，GLP-1）由肠道 L 细胞分泌。作用机制如下：①刺激胰岛 β 细胞分泌胰岛素；②抑制胰升糖素分泌，减少肝葡萄糖输出；③延缓胃内容物排空；④改善外周组织对胰岛素的敏感性；⑤抑制食欲及摄食。此外，GLP-1还可促进胰岛β细胞增殖、减少凋亡，增加胰岛β细胞数量。制剂为艾塞那肽，需皮下注射。常见胃肠道不良反应，如恶心，程度多为轻到中度，主要见于刚开始治疗时，随治疗时间延长逐渐减少。DPP-Ⅳ抑制剂通过抑制二肽基肽酶-Ⅳ而减少GLP-1在体内的失活，增加GLP-1在体内的水平；常用药物为西格列汀。DPP-Ⅳ抑制剂单独使用不增加低血糖发生的风险，不增加体重。

（九）胰腺移植和胰岛细胞移植

主要治疗1型糖尿病患者，胰腺移植可解除患者对胰岛素的依赖性，提高生活质量。胰岛细胞移植技术已取得一定进展，成功率有所提高，但目前仍处于试验阶段，临床中也表现出一些问题，亟待解决。

（十）妊娠期糖尿病（gestational diabetes mellitus，GDM）

是指妊娠期发生或首次发现的不同程度的糖耐量异常，约占妊娠合并糖尿病的90%。

1. 病因

随着孕周的增加，人胎盘催乳素（HPL）、催乳素（PRL）、糖皮质激素及孕激素等拮抗胰岛素激素水平的升高及其造成的胰岛素抵抗（IR）状态可能是GDM发病的主要原因。近年研究发现GDM常发生在有2型糖尿病家族史的妇女；2型糖尿病高发种族GDM发病率亦明显升高，且其产后发展为2型糖尿病的概率明显高于无GDM病史孕妇，推测其与2型糖尿病发病机制有相似之处。同时发现，还可能与一些炎症因子、脂肪因子有关。

2. 实验室检查

行葡萄糖耐量试验（OGTT）。OGTT前3天正常饮食，每日碳水化合物在150～200克，禁食8～14小时后查空腹血糖，然后将75克或100克葡萄糖溶于200～300毫升水中，5分钟服完，服葡萄糖后1小时、2小时、3小时分别抽取静脉血，查血浆葡萄糖值。空腹及服葡萄糖后1小时、2小时、3小时四项血糖值分别为5.8毫摩尔/升、10.6毫摩尔/升、9.2毫摩尔/升、8.1毫摩尔/升（105毫克/分升、190毫克/分升、165毫克/分升、150毫克/分升）。

3. 诊断标准

符合下列标准之一即可诊断GDM：①妊娠期两次或两次以上空腹血糖≥

5.8 毫摩尔/升(105 毫克/分升);②OGTT 4 项值中 2 项达到或超过上述标准。

4. 治疗

(1)饮食疗法:妊娠期间的饮食控制标准是既能满足孕妇及胎儿能量的需求,又能严格限制碳水化合物的摄入,维持血糖在正常范围,而且不发生饥饿性酮症。美国糖尿病学会(ADA)要求空腹血糖应低于 5.8 毫摩尔/升,餐后 2 小时血糖应低于 7.2 毫摩尔/升,HbA1c 低于 6%,并且没有发生低血糖或酮症酸中毒。

(2)运动疗法:糖尿病孕妇进行适当的运动,能增加机体对胰岛素的敏感性,促进葡萄糖的利用,尤其肥胖孕妇更应该在餐后进行一定的锻炼。但不提倡进行过多剧烈运动,一般使心率保持在每分钟 120 以内。运动持续时间 20～30 分钟,应选择有氧运动,如快步走、游泳、跳舞等。先兆早产或者合并其他严重并发症者不适宜进行运动。

(3)胰岛素治疗:饮食调整 3～5 天后,在孕妇不感到饥饿的情况下,测定孕妇 24 小时的血糖,包括夜间 24 点血糖(或者睡觉前血糖),三餐前及餐后 2 小时血糖及相应尿酮体。根据血糖轮廓试验结果,结合孕妇个体胰岛素的敏感性,合理应用胰岛素。孕妇血糖理想水平控制标准:夜间血糖 4.4～6.7 毫摩尔/升,空腹血糖3.3～5.6 毫摩尔/升,餐前 30 分钟血糖 3.3～5.8 毫摩尔/升,餐后 2 小时血糖4.4～6.7 毫摩尔/升,尿酮体(－)。如经饮食控制,空腹血糖≥5.8 毫摩尔/升,餐后 2 小时血糖≥6.7 毫摩尔/升,应及时加用胰岛素治疗。

四、预防

应在各级政府和卫生部门领导下,发动社会支持,共同参与糖尿病的预防、治疗、教育、保健计划。以自身保健和社区支持为主要内容,制订、实施和评价各种综合性方案。

预防工作分为三级:一级预防是预防尚未发生糖尿病的高危个体或糖尿病前期患者发展为 2 型糖尿病;二级预防是在已诊断的 2 型糖尿病患者中预防 2 型糖尿病并发症的发生和发展;三级预防就是减少 2 型糖尿病并发症的

加重和降低致残率和死亡率，改善 2 型糖尿病患者的生活质量。

对 2 型糖尿病的预防，关键是针对糖尿病高危人群：有糖调节受损史；年龄≥40 岁；超重、肥胖（体重指数≥24），男性腰围≥90 厘米，女性腰围≥85 厘米；2 型糖尿病患者的一级亲属；高危种族；有巨大儿生产史，妊娠糖尿病史；高血压（血压≥140/90 毫米汞柱），或正在接受降压治疗；血脂异常[HDL－C≤35 毫克/分升（0.91 毫摩尔/升）及甘油三酯（TG）≥200 毫克/分升（2.22 毫摩尔/升）]，或正在接受调脂治疗；心脑血管疾病患者，采取静坐生活方式；有一过性类固醇诱导性糖尿病病史者；体重指数≥30 的多囊卵巢综合征患者；严重精神病和（或）长期接受抗抑郁症药物治疗的患者。

如果筛查结果正常，3 年后重复检查。糖调节受损患者是最重要的 2 型糖尿病高危人群，每年有 1.5％～10％的糖耐量受损患者进展为 2 型糖尿病。推荐采用 OGTT 方法筛查出糖耐量受损人群，在糖耐量受损阶段进行干预处理，有可能使其保持在糖耐量受损或转变为正常糖耐量状态。

第三节　中医认识糖尿病

糖尿病的主要临床表现为多饮、多食、多尿、乏力、消瘦，或尿有甜味，归属中医学“消渴”范畴。中医学很早便详细记载了糖尿病的症状，《黄帝内经》中就有“消瘅”“肺消”“肾消”等记载。《金匮要略》有专篇论述，并最早提出治疗的方药，主方为白虎加人参汤、肾气丸等。

一、病因病机

中医学早在《黄帝内经》中就提出禀赋不足、五脏虚弱、精神刺激、情志失调、过食肥甘、形体肥胖等与糖尿病的发生和发展有着密切的关系。本病多在素体阴虚、五脏虚弱的基础上，复加各种诱因而致。

（1）饮食不节：长期嗜食醇酒、肥甘厚腻之品，损伤脾胃，运化失常，胃中积热，蕴结化燥，消谷耗液，脏腑经络皆失濡养发为消渴。

（2）情志失调：精神刺激，气机郁结，日久化热，暗耗阴液，形成消渴。《临证指南医案・三消》指出：“心境愁郁，内火自燃，乃消证大病。”

（3）劳欲过度：房事不节，劳伤过度，或劳逸失调，致使肾阴亏损。如《外台秘要·消渴消中》说："房室过度，致令肾气虚耗故也，下焦生热，热则肾燥，肾燥则渴。"

（4）素体阴虚：先天不足，禀赋薄弱，肾阴素亏，水亏火旺，上蒸肺胃，肾失固摄，精微下注而生本证。

（5）外感六淫：外感六淫，燥火风热毒邪内侵，旁及脏腑，灼损津液，津伤热盛而成消渴。

消渴病的病机主要是阴津亏损，燥热偏甚，而以阴虚为本，燥热为标。两者往往又互为因果，相互影响，燥热甚则阴愈虚，阴愈虚则燥热愈甚；病变脏腑主要在肺、胃、肾。燥热在肺，肺不布津，则口渴。热郁于胃，消灼胃液，则消谷善饥。虚火在肾，肾精亏虚，封藏失职，则多尿混浊。肺、胃、肾三者虽然各有不同，但相互影响。而三脏之中又以肾为主，因为肾为水脏，内藏真阴，为脏腑阴液的根本，肾阴亏虚，上燔心肺，中灼脾胃；反之，肺燥胃热，久必及肾。《临证指南医素·五消》指出："消渴一证，虽有上、中、下之分，其实不越阴虚阳亢，津涸热淫而已。"其说概括了本证的主要病机。

二、辨证治疗

糖尿病的治疗，应该标本兼治。其本在气虚、阴虚，其标在燥热、瘀血、痰浊、肝郁、湿热、痰湿。

1.肺热津伤

主症：口渴多饮，口舌干燥，尿频量多，烦热多汗，舌边尖红，苔薄黄，脉洪数。

治法：清热润肺，生津止渴。

方药：消渴方加减。

常用药：天花粉、葛根、麦冬、生地、黄连、黄芩、知母等。

方解：天花粉、生地生津清热，养阴增液；葛根、麦冬生津止渴；黄连、黄芩、知母清热降火。

2.脾虚胃热

主症：消谷善饥，烦渴多饮，尿频数量多色黄，体重减轻，形瘦无力，大便干燥，舌红，苔黄，脉滑数。

治法：清胃泻火，滋阴生津。

方药：玉女煎加减。

常用药：知母、葛根、黄精、白术、黄连、鸡内金、生黄芪、生石膏、麦冬、牛膝、山药、玄参。

方解：方中石膏辛甘大寒，清阳明胃火而不损阴；知母、葛根清胃泻火；麦冬滋肺胃之阴；玄参滋阴清热；牛膝导热引血下行，且补肝肾，以降上炎之火。

3. 气阴两虚

主症：口渴喜饮，饮食减少，小溲量多，形体消瘦，精神不振，少气懒言，动则汗出，面色少华，心悸气短，手足心热，唇红咽干，舌红少苔或苔薄，脉细数或沉弱无力。

治法：益气扶正，养阴清热。

方药：七味白术散。

常用药：党参、五味子、麦冬、天冬、黄芪、白术、丹皮、山药、茯苓、葛根、玉竹、黄精、天花粉。

方解：黄芪、党参、白术、茯苓、山药益气健脾；五味子敛气生津；玉竹养阴润肺，益气生津；麦冬滋肺胃之阴；丹皮清热凉血；葛根清胃泻火；天花粉生津清热。

4. 肾阴亏虚

主症：尿频量多，混浊如脂膏，或尿甜，心烦，失眠多梦，口干唇燥，皮肤干燥，腰膝酸软，脉微细。

治法：滋肾养阴。

方药：左归丸加减。

常用药：桑葚、枸杞子、黄精、制首乌、熟地、墨旱莲、桑寄生、玄参、牛膝、菟丝子。

方解：方中熟地补益肝肾阴血；菟丝子、枸杞子、桑寄生、牛膝补肝肾，强腰膝，健筋骨；玄参滋阴清热；制首乌、墨旱莲补脾益肾；黄精滋肾润肺，补脾益气。

5. 阴阳两虚

主症：夜尿频数，小便清长，余沥不尽，形体消瘦，耳轮干枯，疲乏无力，畏冷，四肢欠温，面浮肢肿，面色黯白，阳事不举，月经不调，舌色淡，苔薄白，脉沉细而数。

治法：滋阴温阳，补益肝肾。

方药：金匮肾气丸。

常用药：熟地、山药、五味子、淫羊藿、茯苓、泽泻、丹皮、黄精、仙茅、生黄芪。

方解：方中熟地能滋肾填精；山药补脾固精；五味子敛气生津；泽泻能清泄肾火，并能防止熟地之滋腻作用；丹皮能清泻肝火；淫羊藿补肾壮阳；茯苓淡渗脾湿，益气健脾，能助山药健脾之功效。

6. 肝郁气滞

主症：胸胁苦满，胁肋刺痛，口苦咽干，急躁易怒，月经不调，舌淡红，苔薄白，脉弦。

治法：疏肝理气，调理肝脾。

方药：四逆散加减。

常用药：柴胡、枳壳、白芍、枳实、赤芍、川芎、茯苓。

方解：方中取柴胡入肝胆经，升发阳气，疏肝解郁；白芍敛阴养血柔肝，补养肝血，条达肝气；枳实理气解郁，泄热破结；茯苓益气健脾；川芎疏肝理气和血，使气血调和。

7. 瘀血阻滞

主症：唇舌瘀暗，局部脉络青紫，兼见头昏、胸胁刺痛、肢体疼痛，夜晚加甚，舌暗有瘀点或瘀斑，脉涩或结代。

治法：活血化瘀，益气养阴。

方药：桃红四物汤加减。

常用药：桃仁、红花、血竭、水蛭、川芎、白芍、甘草、鬼箭羽、丹参。

方解：方中以破血之品桃仁、红花为主，力主活血化瘀；白芍养血和营，以增补血之力；川芎活血行气，调畅气血，以助活血之功。疼痛严重者加血竭、水蛭。

8. 肝胆湿热

主症：胸脘腹胀，饭后饱胀，胁肋胀痛，恶心，口苦。兼见四肢沉重、肌肉酸胀，或有巩膜、甲床、皮肤黄染，尿黄，舌红，苔厚腻，脉滑数。

治法：清利肝胆湿热。

方药：茵陈蒿汤加味。

常用药：大黄、茵陈、栀子、黄芩、黄连、苍术、生甘草。

方解：方中茵陈清热利湿；栀子清热利火；大黄泄热逐瘀，利湿与泄热并用；黄芩、黄连清中上二焦热；苍术健脾利湿；甘草调和诸药。

第四节　中医养生基本原则

古往今来，健康与长寿是人类永恒的话题，始终是人类的共同愿望与追求的目标。当今社会，经济飞速发展，人们在物质生活极大提高的同时，对健康的渴望和长寿的期盼也越来越强烈，追求“终其天年，度百岁乃去”的愿望也越来越迫切。但是如何使人们实现更健康，又能更长寿？唯一正确的途径就是学习养生之道，学会养生。几千年的中医养生是中国传统文化的瑰宝，养生是以培养生机、预防疾病、争取健康长寿为目的，通过各种方法颐养生命、增强体质，预防疾病，从而达到延年益寿的一种医事活动。中医养生有精神养生、情志养生、饮食养生、药食养生、运动养生等，目的都是提前预防疾病，治未病。

一、精神养生

精神养生是指通过怡养心神、调摄情志、调剂生活等方法，保护和增强人的心理健康，达到精神高度统一，提高健康水平。现代医学研究指出，一切对人体不利因素的影响中，最使人夭亡的就是不良的情绪。

1. 清静养神

清净养神是指精神情志保持淡泊宁静的状态。具体可表现在少私寡欲和知足常乐两个方面。

(1)少私寡欲：少私，是指减少私心杂念；寡欲，是降低对名利和物质的嗜欲。著名思想家老子、庄子明确提出了“见素抱朴，少私寡欲”的思想，即为人要质朴，不要私心太重，欲望太多。人生在世很难做到无欲无私，但要节制对私欲和名利的奢望，方能减轻不必要的思想负担，使人变得心地坦然，心情舒畅。

（2）知足常乐：知足常乐是指对自己所处的生活与工作环境要有充分的满足感。老子曰："乐莫大于无忧，富莫大于知足。"内心世界感到无忧和知足，不必去羡慕别人拥有的而自己无法得到的东西，而要珍惜自己所拥有的，这样才会感到满足和幸福，心神也自然得到清静。一个人如果能做到无忧无愁，知足常乐，就会有一个好心情，内心充满阳光与快乐，这样的人自然也会健康与长寿。

另外，"满足现状，积极进取"也是应当遵循的信条之一，在满足自己目前生活与工作现状的同时，也要积极进取，追求更大的进步。

2. 立志养德

历代养生家都把修养德性作为养生的首要任务。"养生之道，莫大于养德"，德是养生之本。大凡长寿之人，除了健身有法，更主要的是养德有道。人的寿命与德操大有关联，一个人只重养身而轻养德，养生也难以如愿，所以两千多年前孔子就提出"仁者寿""有大德必得其寿"的观点。从生理上讲，道德高尚，性格豁达，心理宁静，有利于神志安定，气血调和，精神饱满，形体健壮。

二、情志养生

传统医学所称的"情志"，是指人对外界客观事物的刺激所做出的情绪方面的反应，并将其概括为七情，即喜、怒、忧、思、悲、恐、惊。七情即为五志，五志与五脏有着密切的关系。《内经》有"怒伤肝，悲胜怒""喜伤心，恐胜喜""思伤脾、怒胜思"等理论。此观点被历代医家应用于养生学中，可见情志调摄对于防病祛疾、益寿延年有重要作用。情志活动异常、情绪失控都会导致神经系统功能失调，人体内阴阳紊乱，从而出现百病丛生、早衰，甚至短寿的后果，那么调节人的情绪状态应从哪些方面入手呢？

1. 善调情绪

善调情绪是指要善于化解不良情绪，使自己的心情达到最佳水平。一个人在生活中受到了挫折，甚至遭到不幸，可向自己的知心朋友、亲人诉说苦闷，以便从开导、劝告、同情和安慰中得到力量和支持。同时也可以通过转移注意力的方法，分散对不好的事情的注意，及早地将自己从不良情绪中释放出来。

2. 戒骄戒躁

戒骄戒躁是指要注意避免自己的骄傲与急躁情绪，保持心态平和。老舍说:“骄傲自满是我们的一座可怕的陷阱;而且,这个陷阱是我们自己亲手挖掘的。”这就教育我们在取得一点点成绩的时候,不能自我感觉太过良好,听不得别人意见,好大喜功,这种行为会导致我们停滞不前,甚至倒退,犹如自掘坟墓,切不可取。一个人要清楚自己的能力,摆正自己的位置,注意克服自己的骄躁情绪,顺应自然环境,保持平和心态。

3. 免生“三气”

免生“三气”是指在日常生活中要避免生闲气、怨气和闷气。不要为日常生活中鸡毛蒜皮之类的琐事而生闲气。也不要总对一些人或事心生怨恨之气。若老是喜欢与人攀比,就难免要生怨气。最后在遇到不高兴的事时,不要总闷在心里,自己跟自己较劲,要及时说出来,以求得到解决或化解,“三气”之中生闷气对身心健康的影响最大,长时间地生闷气,内心长时间积攒那些不良情绪,会引起疾病特别是心脏病和肿瘤。因此,一定要注意情志的修养,做到心境平和,免生“三气”。

二、饮食养生

饮食为健身之本,中医文化源远流长,深受人们的推崇,在饮食养生方面有着独到的见解。

1. 固后天之本,及早食养

中医认为,脾胃为水谷之海,后天之本,气血生化之源。脾胃供给人体生长发育、维持生命的一切物质。当脾胃功能受损时,脾胃虚衰,运化失常,生命活动就将受到影响,故饮食调摄是健脾益胃不可或缺的一个环节。正如《素问·生气通天论》所说:“谨和五味,骨正筋柔,气血以流,腠理以密,如是则骨气以精。谨道如法,长有天命。”饮食养生必须要谨和五味,饮食调理时要注意忌饥饱、莫寒热、宜清淡、避生冷、细咀嚼这些比较容易操作的事项。另一方面,中医认为,饮食之五味,与五脏各有其亲和性。五味偏嗜甚至太过,久之也会引起相应脏气的偏盛偏衰,导致五脏之间的功能活动失调。饮食过于偏嗜,则会导致营养不足,诱发多种疾病。以只有长期做到顾护中气(即脾胃)才可祛病长寿。

2. 食养关键在于饮食有节

饮食要有节制，不能随心所欲，要讲究吃的科学和方法。定时定量，不偏食，不挑食。要养成良好的饮食习惯，吃东西不要太多，也不要太少，要恰到好处，饥饱适中。饮食品种应恰当合理，每餐所进肉食品类不宜繁多，宜做到先饥而食，食不过饱，未饱先止；先渴而饮，饮不过多，并慎戒夜饮等。

四、药食养生

中医讲究药食同源，药食同补。千百年来，历代医家不仅发现了很多益寿延年的保健药物，也创造了不少行之有效的抗衰防老的方剂，积累了丰富的经验，为人类的健康长寿做出了巨大贡献。食疗虽在去病除疾方面可以长期使用，但是对于多有五脏衰弱，气血耗损，加之脾胃运化功能减退的老年人来说，如果只以饮食调治较难取得用药物所达到的功效。另外因为大多数老年人患有程度不一的慢性病或身体虚弱，一方面难以坚持长期服药，另一方面易发生不良反应，故先食疗而后必要时用药较妥当。

五、运动养生

运动养生是指运用传统的体育运动方式进行锻炼，以达到健身、防病的养生方法。俗话说“生命在于运动”，这道出了运动的真谛。运动有助于疏通人体经络，从而有利于身体健康。另外，运动可以提高人体运行效率，有助于改善精神状态。运动养生形式亦多。①散步：每天规律和持久的慢步，民谚曰“饭后百步走，活到九十九”，持之以恒，才能收到效果。②跑步：提倡以适当的速度跑适当的距离，太短、太慢都难以起到健身作用，太快、太长则以竞赛为目的而非健身了，须量力而行，长期坚持，一般人选择跑步距离在 800～3000 米较为适宜。还有武术、登山等运动项目也可选择。运动养生，运动是形式，养生是目的。形式不仅可以灵活多样，也可以自创，只要能够达到健身的目的即可。

总之，养生是人类的需要、社会的需要，日常生活中处处都可以养生，只要把养生保健的思想融入日常生活里，掌握正确的养生方法，就可以做到防病健身，祛病延年，提高健康水平和生活质量。

第二章　糖尿病的饮食疗法

第一节　现代医学"食疗"与中医"食疗"

一、现代医学"食疗"概述

回想改革开放之前，大多数人都不知道糖尿病是怎么回事，也很少听说有谁得了糖尿病。可仅仅过了20多年，糖尿病就已进入寻常百姓家。在众多的慢性病中，没有哪一种病比糖尿病更普遍、更引人注目。亲戚朋友、邻里街坊间随便聊聊，恐怕就能问出好几个糖尿病患者来。大家可能会问，这是怎么回事啊？现在糖尿病患者为什么会这么多？这其中主要的原因就是我们的饮食出了问题。

长期以来，我国的传统膳食是以谷物类粮食为主，这种饮食结构对保持糖尿病和冠心病的低发生率起着十分关键的作用。比如说，我国著名的长寿之乡——广西壮族自治区巴马县的糖尿病发生率就非常低，百岁老人也特别多，而他们的主食就是玉米。

20世纪六七十年代，我国还处在计划经济时期，各种食物供应匮乏，鸡、鱼、肉、蛋都要凭证供应，主食中很大一部分是粗粮，但那时糖尿病的发生率却很低。80年代以后，我们的生活水平就像芝麻开花一样节节高，鸡鸭鱼肉已成为家常便饭，各种含酒精饮料也琳琅满目。相关统计资料显示，我国居民的消费水平和收入水平呈平行增长。北京市2002年的统计数据表明，和10年前相比，北京市人均消耗主食量增加30%，肉类增加100%，鸡蛋增加178%，糖增加95%。这种饮食结构的改变，造成人体营养过剩，导致了肥胖的发生，同时也造就了孕育糖尿病的肥沃土壤。如今，无论街头巷尾，还是工厂学校，大胖子、小胖墩随处可见，他们都是糖尿病患者的后备军。究其原因，主要是由于体内脂肪的堆积，引起机体内分泌失调，使参与体内糖代谢的胰岛素不能正常发挥作用，糖利用发生障碍，致使糖代谢出现紊乱。

资料显示，糖尿病很少发生于消瘦人群，而中度肥胖者比正常人糖尿病的发生率高 4 倍，重度肥胖者则要高出 30 倍。据统计，成年糖尿病患者中发病前肥胖的达 80％。研究表明，糖尿病的发生还与肥胖的程度及肥胖的类型有关。腰围与臀围比例大于 0.09 的腹型肥胖者，脂肪细胞体积肥大，在这些肥大的脂肪细胞上胰岛素受体数目减少，很容易发生胰岛素抵抗。此外，肥胖的糖尿病患者多数都同时存在高脂血症、高血压病，也更容易发生其他各类并发症，这对控制病情极为不利。因此，我们说：不良饮食结构和营养过剩，使原已功能低下的胰岛细胞负担加重，加速了对人体内分泌功能的损害，并诱发糖尿病。美国波士顿的一项大型研究结果表明，如果能够预防成人的体重增加，则可能会使糖尿病的发病率降低一半以上。

那么，为什么生活富裕了，身体发福了，糖尿病患者就多了呢？除了上面谈到的原因之外，还有一种学说，就是认为人体内有一种“节约基因”在作怪。我们知道，在人类历史上，一些原来比较贫困的地区或国家，一旦富裕之后，患糖尿病的人数就会迅速增加，而且增加的速度远远超过了发达国家，如二战后，太平洋许多地区经济发展迅速，当地人就出现了糖尿病发生率大幅度上升的现象。而澳大利亚土著人由于生活条件的改善，其糖尿病患者数量也显著高于当地白种人糖尿病患者数量；目前，经济迅速发展的东南亚国家的华人，10 个人中就有 1 个糖尿病患者，我国同样如此，因此，科学家们认为这种特征可能与“节约基因”有关。那么，什么叫“节约基因”呢？“节约基因”是人类在进化过程中逐步形成的一种基因，这种基因能够把能量转变成脂肪储存起来，以备在饥荒时使用；而当人们生活水平提高、生活方式发生变化时，这种“节约基因”就会发生适应性的变化。但当生活方式变化过快时，“节约基因”的适应性变化来不及调整，这种基因会继续起作用，仍然在不断地储存脂肪，结果造成了肥胖，而肥胖恰恰是糖尿病发生的重要危险因素。这就是由穷快速变富的发展中国家比发达国家糖尿病的患病率还要高的原因所在。

前面说到糖尿病是“富贵病”，可又有人说糖尿病是“贫困病”，搞得大家莫名其妙。实际上,这两种说法都是有道理的,是针对不同时期或不同国家而言的。记得1999年笔者刚到美国的时候,听到同学和国内的朋友打电话说,“我穷得每天只能吃肉啦!”我大为不解,心想穷还能吃肉。一段时间后我才明白,原来在美国肉比菜便宜。难怪白人买菜的多,黑人买肉的多。这可能就是糖尿病是“贫困病”的缘由吧。

大量流行病学调查表明,早已富裕起来的国家和地区,这种增高的糖尿病发病率已经开始下降:一是由于“节约基因”已经发生了新的变化,能量的储存能力在不断减退;二是随着经济的发展,人们的白我保健意识不断增强,能够更科学地安排饮食结构和进行体育锻炼,预防糖尿病的能力在不断增强。所以,在美国糖尿病已经不是“富贵病”,而是“贫困病”和“无知病”。我国的研究证实,糖尿病的患病率和患者的文化程度显著相关,文盲的患病率最高,半文盲次之,中学以上文化者低。为了降低糖尿病的发病率,必须全社会动员起来,大力宣传糖尿病防治知识,做到防患于未然,使人们及早懂得富裕之后仍然应当保持传统的饮食习惯,避免饮食西方化,坚持体力活动,保持理想体重,预防糖尿病的发生。应该说“饮食控制是防治糖尿病的首要任务”。换句话说,就是战胜糖尿病必须要从吃抓起,在“吃”上下工夫。

为了以直观的形式告诉人们食物分类的概念及每天应吃的各类食物的合理范围,便于大家理解并在日常生活中应用,下面我们就向大家介绍什么是“平衡膳食宝塔”。平衡膳食宝塔是根据我国居民的膳食指南,结合我国居民的膳食结构特点而设计的,它把平衡膳食的原则转化成各类食物的重量,并用“宝塔”的形式表现出来。

◇中国居民膳食营养宝塔

具体地说,平衡膳食宝塔共分5层,包含了我们每天应吃的主要食物种类。平衡膳食宝塔建议的各类食物的摄入量是一个平均值,在具体应用过程中还应因人而异。我们每日的膳食应当包含宝塔中的各类食物,而且各类食物的比例也应基本与膳食宝塔一致。宝塔各层的位置和面积不同,这在一定程度上反映出各类食物在膳食中的地位和应占的比重,即位置越低代表这类食物对我们来说越重要,是日常饮食的基础;面积越大意味着吃的量应相对越多,面积越小意味着吃的量应相对越少。

第一层：谷类、薯类、杂豆及水。谷类是面粉、大米、玉米粉、小麦、高粱等的总和，薯类包括红薯、马铃薯等，杂豆则包括了红小豆、绿豆、芸豆等在内的各种豆类，以上三类食物是人们每日能量的主要来源，也是膳食宝塔的基座，可以提供碳水化合物、蛋白质、膳食纤维及 B 族维生素。按生重计算每人每天应吃 250～400 克。多种谷类掺着吃比单吃一种好，粗细搭配，特别是以玉米或高粱为主要食物时，应当更重视搭配一些其他的谷类或豆类食物。水也是膳食的主要组成部分，一天至少要喝 6 杯水（约 1200 毫升）。

第二层：蔬菜和水果。蔬菜和水果主要提供膳食纤维、矿物质、维生素 c 和胡萝卜素。我们每天应吃蔬菜 300 ～500 克，水果 200～400 克。蔬菜和水果有许多共同之处，但它们终究是两类食物，各有优势，不能完全替代。尤其是儿童，不可只吃水果、不吃蔬菜。蔬菜、水果的重量是按市售鲜重来计算的。一般说来，红、绿、黄色较深的蔬菜和深黄色水果所含维生素及植物化学物质比较丰富，所以应多选用深色蔬菜和水果。

第三层：鱼、禽、肉、蛋等动物性食物。它们主要提供动物性蛋白质、脂肪、矿物质、维生素 A 和 B 族维生素。这类食物每天应吃 125～225 克，其中鱼虾类 50～100 克，畜、禽肉 50～75 克，蛋类 25～50 克。鱼、虾及其他水产品脂肪含量很低，这类食物的重量是按购买时的鲜重计算的。肉类包含畜肉、禽肉及内脏，脂肪含量较高，重量是按屠宰清洗后的重量来计算的。由于动物内脏胆固醇含量较高，一般不宜多吃，蛋黄的胆固醇含量也相当高，一般每天不超过一个为好。

第四层：奶类、豆类及坚果食物。它们主要提供蛋白质、脂肪、膳食纤维、矿物质和 B 族维生素。我们每天应吃相当鲜奶 300 克的奶类及奶制品，相当于干豆30～50 克的大豆及制品。奶类及奶制品当前主要包含鲜牛奶和奶粉，“宝塔”建议的用量是 100 克，如果按蛋白质和钙的含量来折算，则约相当于鲜奶 300 克或奶粉 28 克。因为我国居民膳食中普遍缺钙，所以奶类应是首选的补钙食物。建议大家养成每天喝奶的习惯。对于那些喝奶后有腹胀、腹痛等肠胃不适的朋友，可以换用酸奶或其他奶制品。豆类及豆制品包括许多品种，“宝塔”建议的 50 克是个平均值，根据其提供的蛋白质可折合为大豆 40 克或豆腐干 80 克。此外，花生、瓜子、榛子、核桃、杏仁等坚果的蛋白质与大豆相似，每天可吃 5～10 克代替相应量的大豆。

第五层：烹调油和食盐。植物油可提供维生素 E 和必需的脂肪酸。动物油所含的饱和脂肪酸较多，食用过多对身体弊大于利，还是少吃为宜。油脂类食物每天的摄入量不要超过 30 克。烹调油也应该多样化，经常更换不同种类的植物油。每天食盐的摄入量则不应该超过 6 克。一般 40 毫升酱油和 40 克黄酱中都含有 6 克的食盐，因此，用酱油和黄酱烹饪菜肴时应按比例减少食盐的用量。

二、中医“食疗”概述

我国传统的饮食习惯是怎样的呢？其实，早在几千年前，《黄帝内经》就告诉我们应该“吃什么”，它提出了“五谷为养，五果为助，五畜为益，五菜为充，气味合而服之，以补精益气”的膳食配伍原则。它还告诉人们应该“怎么吃”，也就是饮食有节，不可暴饮暴食，避免五味偏嗜。几千年来，这些原则一直作为中华民族膳食结构的指导思想，为保障我国人民的身体健康和民族的繁荣昌盛发挥了重要的作用。

1. 五谷为养，畜菜果助

（1）五谷为养：五谷是指黍、稷、麦、菽、稻。五谷杂粮是人体赖以生存的主要食物，是供养人体的主要能量来源。谷物含有丰富的碳水化合物和纤维素，这种膳食结构和以动物性食物为主的膳食结构相比，其人群的高血压、高脂血症、糖尿病、癌症等“现代文明病”的发病率要低得多。

（2）五畜为益：益为补益之意，五畜是指牛、犬、羊、猪、鸡 5 种牲畜。五畜有益于补益五脏精气，也就是说，应以动物性食物作为人体营养的必要补充。动物性食品营养价值高，能给人体提供优质的蛋白质、脂肪、热量以及多种维生素和微量元素。我们知道，脂溶性维生素（包括维生素 A、维生素 D、维生素 K 和维生素 E）必须溶于脂质内才能被人体吸收和利用，一些蛋白质和矿物质也必须与脂类物质结合才能发挥它的生物活性，动物性食物的一些功能是植物性食物所不能取代的。

中医认为，动物性食物属“血肉有情之品”，有益于增加人体的营养。所以，每天应进食适量的肉、蛋、奶、鱼等食品，尤其是儿童、孕妇、哺乳期妇女、重体力劳动者、营养缺乏者和体弱者，动物性食物有利于他们的发育、生长、营养消耗的补充和身体的康复。

(3)五菜为充，五果为助：这是指蔬菜、水果对脏腑有辅助充养作用。因为蔬菜和水果含有大量人体必需的维生素和矿物质，与人体新陈代谢密切相关的一些重要的酶也主要依赖蔬菜和水果提供。

2.饮食有节，谨和五味

(1)饮食有节：这是说吃饭要有规律，要定时定量，以保持脾胃功能的正常。我国现存最早的饮食卫生与营养学专著《饮膳正要》提出：日食必三餐为宜，早餐饱，中餐好，晚餐少。既不能暴饮暴食，也不能饥饱失度。《黄帝内经》中说“谷不入，半日则气衰，一日则气少矣”，讲的是过饥的害处；《黄帝内经》中还说“饮食自倍，肠胃乃伤”，说的则是过饱的弊端。中医认为，进食过量，则脾胃负担过重，食积于胃肠，日久脾胃功能就会受到损害，水谷精微(营养物质)就不能化生，就会产生疾病。如《黄帝内经》中曾指出“因而饱食，筋脉横解，肠澼为痔”，是说饱食会导致肠澼、痔以及气逆等病症的发生。

清代著名养生学家曹庭栋在《老老恒言》中指出：“凡食总以少为有益，脾易磨运，乃化精液，否则极易之物，多食反致受伤，故日少食以安脾也。”由此，我们可以看出饮食有节的重要性。

(2)谨和五味：药物有四气、五味之分，食物也有寒、热、酸、甜之别，人的体质又有虚实、寒热之异。因此，中医学非常讲究饮食的性味对健康的影响。四气是指药物或食物的寒、热、温、凉4种不同特性，五味是指药物或食物的辛、甘、酸、苦、咸5种不同味道。人在饮食中要注意调和五味，不能过于偏嗜，否则就会导致疾病的发生。如若过食辛热温燥之品，脂肥煎炸食物不绝于口，就容易助热化火生痰，煎灼津液，导致“消渴病”的发生。《黄帝内经》指出“膏粱之变，足生大丁”，意思是说如果过食膏粱厚味，会使人发生大的疮疡。可见，即便是山珍海味，也不可进食太多。

五味过偏可造成疾病，这在《黄帝内经》中也有记述：“味过于酸，肝气以津，脾气乃绝。味过于咸，大骨气劳，短肌，心气抑。味过于甘，心气喘满，色黑，肾气不衡。味过于苦，脾气不濡，胃气乃厚，味过于辛，筋脉沮弛，精神乃央。”现代医学研究发现，甘味太过会因糖及淀粉摄入过多而导致糖尿病及肥胖等疾病的发生，咸味太过会因钠离子摄入过多而加重高血压、水肿等疾病。可见，谨和五味也是我们日常饮食中必须掌握的原则之一。

3. 天人相应，四季食养

饮食调理应随着四季气候的变更而变化。一般来讲，春天万物萌生，可食大葱、豆豉等以助阳升散；夏季阳盛，应少食辛甘燥烈之品，以免伤阴，宜多食绿豆、西瓜等甘酸清润之品，以清热、祛暑、生津；秋季气候干燥，宜少食辛燥之品，多食芝麻、蜂蜜等油润之品以润燥；冬季寒冷，机体阴盛，宜食羊肉、狗肉等温补之品以护阳气。

此外，由于人们所处的地理位置不同，食养也存在一定的差异性。如冬季进补时，北方气候多严寒，可选用大温大热之品，如羊肉、狗肉等；南方气候稍温和，则可选用甘温之品，如鸡肉等。又如，长期居住于海边或从事水上作业者，多有湿邪内侵，食养时必须佐以健脾燥湿的中药，方可达到养生之目的。

人与人之间存在着个体差异，因此食养也要因人而异。如老人脏腑虚弱，饮食宜以清淡为主，食宜暖、宜软、宜缓，禁油腻、黏硬、生冷之品，以牛奶及各类粥食为宜，亦可多食甘薯以通便。而婴幼儿、学龄儿童应在原有的全面配伍基础上，相应地多吃含蛋白质较高的动物性食品及豆类，还应多吃富含维生素的水果和蔬菜，以助生长需要。

三、食物的四性五味

古代医家认为“药食同源”，药有药性，食物也有食性，它的功用能够通过它的性味来体现。食物的“性”分为 4 种，分别是寒、热、温、凉；食物的“味”分为 5 种，分别是酸、苦、甘、辛、咸。

1. 食物的四性

食物的四性理论，是指食物进入体内所产生的两类四种机体感觉与应答反应的特征。两类指寒性反应和热性反应，其中每一类又有微、甚之分，以区别寒性反应或热性反应的程度，故有“寒、热、温、凉”四性。

食物的四性理论来源于中医的阴阳理论，在中医基础理论的指导下产生的食物效能分类方法之一。在中医学中，“寒”属于“阴”的范畴，阴代表事物的静止、内守、下降、寒冷、抑制等特征，因此，寒性反应指通过食物达到的降低机体整体或局部温度的效果。随着温度的降低，可能随之带来降低活力、降低兴奋性、抑制局部或整体之功能的效果。“热”属于“阳”的范畴，代表事物的运动、外向、上升、温热、兴奋的特征，热性反应指通过食物达到的升高机体整体或局部温度的效果。随着温度的升高，可能随之带来增加机体活力、升高兴奋性、亢奋局部或整体之功能的效果。

寒凉的食物能清热、泻火、解毒，如在天气炎热的夏季，选用绿豆汤、西瓜汤、菊花茶、荷叶粥等，可起到清热解暑、生津止渴的作用。热温的食物能温中除寒，如严冬季节选用姜、葱、蒜之类的食物，以及狗肉、羊肉等，能起到除寒助阳、健脾和胃、补虚的作用。食物除“四性”外，尚有“平性”，即基本不产生寒、凉、温、热反应的食物，如谷类的米、麦及豆类等。

2. 食物的五味

《三字经》有云：“酸苦甘，及辛咸，此五味，口所含。”说的是我们平时吃的食物中，用口分辨出来的主要有酸、苦、甘、辛、咸 5 种味道。

食物的五味理论，是指食物进入人体后所产生的 5 种与“气”的特征相关的身体感觉及应答反应。五味的产生首先是通过口尝出来的，反映食物的真实味道，但更重要的是，通过长期的生活实践观察，不同味道的食物作用于人体，会产生不同的反应和效果，从而归纳出五味的理论。因此，五味的含义既代表食物口味的“味”，又包含了食物作用的“味”，也因此出现了文献中所记载的食物的味与口尝味道不一致的情况。食物的五味理论也是在中医基础理论指导下产生的食物效能的分类方法之一。

(1)酸味：酸能收、能涩，具有收敛固涩、固精缩尿、止汗、止泻及生津开胃等作用。酸味食物主要有醋、酸菜、乌梅、山楂、李子、葡萄、石榴、橙子、橘子、枇杷、杏、木瓜、橄榄及马齿苋等。

酸味多由有机酸产生，酸味食物能增进食欲，健脾开胃，增强肝脏功能，提高钙、磷元素的吸收。出汗太多，或排泄频繁，也可以食用酸味食物来治疗。但过量食用酸味食物会使肌肤失去光泽，肌肉变得粗硬，甚至口唇翻起；会引起胃肠道痉挛及消化功能紊乱。胆石症患者食用酸味食物过多会诱发胆绞痛，骨伤病患者食用酸味食物则会影响伤口的愈合。

酸味食物应用：米醋，消积解毒；乌梅，生津止渴、敛肺止咳；山楂，健胃消食；石榴，生津止渴、收敛固涩、止泻止血；木瓜，平肝和胃等。

（2）苦味：苦能泄、能燥、能坚，具有清热泻火、降泄气逆、通泄大便、燥湿坚阴等作用。苦味食物主要有苦瓜、大头菜、淡豆豉、蒲公英、槐花、桃仁、李仁、杏仁、枇杷叶、茶叶、百合、白果、海藻、猪肝、橘皮等。

苦味由有机碱产生，有清热、泻火、解毒、燥湿、通便和利尿作用，还能调节人的神经系统功能，缓解疲劳和烦闷带来的不良情绪。但是，过苦易导致消化不良、腹痛、腹泻、胃部不适等症，还可引起恶心、呕吐或其他疾患。

苦味食物应用：苦瓜，清热解毒、明目；杏仁，止咳平喘、润肠通便；枇杷叶，清肺和胃、降气解暑；茶叶，强心、利尿、清神志。

（3）甘味：能补、能和、能缓，具有补益强壮、和中健脾、调和药性、缓急止痛、解毒等作用。甘味食物比较多，主要有米面食品、饴糖、红糖、蜂蜜、甘蔗、苹果、香蕉、莲藕、蜜桃等。

甘味食物应用：治疗虚证常用甘草、大枣、蜂蜜、砂糖等，在汤液的方里多半有甘草、大枣这两味；白糖助脾润肺生津；红糖活血化瘀；冰糖化痰止咳；蜂蜜和脾养胃、消热解毒；大枣补脾益阴。

甘（甜）味由糖类产生，有补养身体、解除肌肉疲劳、调和脾胃、止痛、解毒的作用。气血不足会使人疲倦，甜食有补充气血的功能，所以疲倦时比较喜欢甜食。疼痛是由肌肉紧张引起，甜食能解除肌肉紧张。此外，甜食还能中和毒性，具有解毒功能。但过量食用会导致人体缺钙，易患缺钙性疾病，如佝偻病、骨质疏松症、血压升高等；同时还伤肾，致使心气烦闷、喘息、肤色晦暗；甜食吃得过多还会引起血糖升高，胆固醇增加，使人发胖，诱发心血管疾病；儿童吃甜食过多会使口腔酸度增加，导致龋齿。脾胃病忌甘味。

（4）辛（辣）味：辛能行、能散，有发散、行气、行血等作用。辛味食物主要有生姜、葱、辣椒、花椒、酒、大蒜、洋葱、茴香、韭菜、芹菜、香菜、油菜等。

辛（辣）味食物应用：生姜发汗解表、健胃消食；韭菜行瘀散滞、温中利气；大葱发表散寒；胡椒暖肠胃、除寒湿。

辛（辣）味由辣椒碱产生，有发散功能，能祛风散寒、舒筋活血，以及刺激胃肠蠕动，增加消化液的分泌，促进血液循环和机体代谢。食用后，可使皮肤毛细血管扩张，促进血液循环。但是，辛（辣）味刺激性强，过食易导致大便干燥、口舌糜烂。

(5)咸味：咸性能润下，有软坚散结和泻下、脱水、除腻、防腐的作用。咸味食物主要有盐、海带、紫菜、海虾、海蜇、猪血、鸭蛋、火腿等。

咸味食物应用：甲状腺肿大者，可用咸的海带或海藻来治疗；喝盐水能使胃肠内不干净的东西排出体外；海参补肾益精、养血润燥；海带软坚化痰、利水泄热；海蜇清热润肠。

咸由盐来，能软化体内肿块，调节新陈代谢；能调节水盐代谢平衡，并可增强体力、增加食欲，防止痉挛，消除头晕恶心。但是，过食咸味，会大量增加钠离子、氯离子，改变细胞内渗透压，加重肾脏负担。同时，长期食用过咸食物，对心脏病、高血压和糖尿病患者也会带来不利影响。最新研究表明，过食咸食也是诱发感冒的重要原因之一。

中医理论指出，五脏合五行配属关系即酸入肝、苦入心、甘入脾、辛入肺、咸入肾。饮食五味不可偏亢，五味各有所伤。如酸多则伤脾，苦多则伤肺，甘多则伤肾，辛多则伤肝，咸多则伤心。因此，利用五味之偏，以调整脏腑之间的偏性，是有一定客观依据的。

四、认识七大营养素

糖尿病是一种慢性疾病，良好的饮食控制是糖尿病所有治疗的基础，是糖尿病自然病程中任何阶段控制病情以及预防和减少各种并发症必不可少的措施。不良的饮食习惯不仅不能使糖尿病患者的病情得到有效的控制，还有可能导致相关的心血管病危险因素如高血压、高脂血症和肥胖等问题的出现或加重。

人体所需的 7 大类营养素包括碳水化合物、蛋白质、脂肪、维生素、矿物质、膳食纤维和水。糖尿病患者如何正确合理地分配营养素，是控制血糖、防止和延缓糖尿病并发症发生发展的关键。下面我们就 7 大营养素做一介绍。

(一)碳水化合物

化合物是由碳、氢、氧三种元素组成的，由于大多数化合物中氢和氧两种元素的比例与水相同，因而人们又习惯性地称这类化合物为碳水化合物。其实，对它们更为科学的称谓是糖。

糖按其分子结构分为单糖、双糖、多糖。单糖是糖的基本组成单位，常见的单糖有葡萄糖、果糖、半乳糖；双糖是由2个分子的单糖缩合而成，主要有蔗糖、麦芽糖、乳糖；多糖则是由单糖缩合而成的高分子化合物，主要有淀粉、糖原、食物纤维。有甜味的不一定是糖，糖也不一定有甜味，多数单糖和双糖有甜味，多糖则没有甜味。所有糖类在消化道均转化为单糖（主要是葡萄糖）而被吸收，少量的果糖和半乳糖被吸收后在肝脏几乎全部转变为葡萄糖。

供给热量是碳水化合物最重要的生理功效，虽然它的含量在人体中仅为1%左右，但人体所需总热量的55%～65%都由它提供。充足的碳水化合物摄入，还可以促进蛋白质充分发挥其作为机体组织构成的功能，使蛋白质的利用率得到很大提高。

碳水化合物含量丰富的食物有糖果、甜点、水果、谷、部分根茎类蔬菜等。

正常情况下，碳水化合物在口腔、胃、小肠中进行消化，之后在小肠内转变为葡萄糖、果糖等单糖而被吸收，除了分解提供能量外，还会以糖原的形式贮存于肝脏和肌肉中，一般不会引起血糖的突然急剧升高。餐后4小时左右，当人体的血糖消耗完后，这时具有升高血糖作用的激素分泌增加，而胰岛素分泌减少，糖原会进一步分解以补充能量和体力。但是，对于糖尿病患者来说，由于胰岛素分泌功能障碍，不能有效地调节人体内的血糖水平，就会出现糖代谢紊乱，糖的分解、利用与合成均受到障碍，大量的葡萄糖游离在血液中，形成高血糖。而适当的糖类控制，则可减轻糖尿病患者胰岛β细胞的负担，让其休养生息，有利于疾病的痊愈。对于年长、体胖而无症状或少症状的轻型糖尿病患者，特别是血浆胰岛素空腹时或餐后不太低者，糖类控制往往是治病的主要方法；对于重症或幼年型或脆性型患者，除药物治疗外，更应严格控制碳水化合物（糖类）摄入。

具体地说，每个糖尿病患者每天主食摄入量一般应在200～400克，并应根据患者具体的性别、年龄、体质进行适当调整，例如：男性、年纪轻、偏瘦、体力活动量较大者，可以每天进主食350～400克；女性、年龄大、偏胖、体力活动量较小者，每天应进主食200～250克。这里指的摄入量是指粮食的干重，也就是做成成品主食之前的重量。另外，当豆腐、粉条、土豆等食物量较大时，应减少主食量。

对于空腹血糖高于 11.1 毫摩尔/升的患者，不宜采用高碳水化合物饮食，如果采用，应在医生的严格指导下进行。若不易控制病情，则应适当减少，但每日摄入量不应少于 150 克。

对于空腹血糖正常，或同时应用磺脲类降糖药，以及某些用胰岛素的糖尿病患者，一般碳水化合物的供给量应占总热量的 55%～65%，每日 200～350 克，折合主食 250～400 克。

糖尿病患者要提倡食用复合糖，比如粗制米、面、杂粮等；忌食单糖和双糖，比如蔗糖、蜜糖、冰糖、蜂蜜，以及各种糖果、甜点心、饼干、冰激凌等，因为单糖和双糖可迅速升高餐后血糖水平，不利于血糖控制。特别喜欢吃甜食者可用甜味剂替代。

（二）蛋白质

蛋白质是一种复杂的大分子物质，由 20 多种氨基酸按不同顺序排列而成的，包括必需氨基酸和非必需氨基酸。必需氨基酸是人体不能自身合成的，必须从食物中摄取，共有 8 种，它们是蛋氨酸、赖氨酸、亮氨酸、异亮氨酸、苯丙氨酸、苏氨酸、色氨酸和缬氨酸。非必需氨基酸是可以通过自身合成的，在生理上也很重要，比如人体缺乏胱氨酸时会引起胰岛素合成减少，血糖升高。蛋白质是人体的重要组成成分，相当于人体净重的 45%，人体的肌肉、骨骼及内脏主要由蛋白质组成；蛋白质还是人体内各种酶和激素的构成主料。

由于人体处于不断地新陈代谢过程中，消耗掉的蛋白质需要从每日摄入的食物中得到补充，因此，每天摄入的蛋白质在数量上要求能够维持氮平衡，在质量上要求必需氨基酸与非必需氨基酸达到合适的比例。当人体内缺乏蛋白质时，既可能因为热量摄入不足，也可能因为人体对蛋白质的消化吸收和利用发生障碍。蛋白质缺乏的典型症状为水肿或消瘦。

含蛋白质丰富的食物有大豆、肉蛋类、谷物、坚果等，所含蛋白质质量较高的食物依次为蛋奶类、肉类、谷物、豆类。

糖尿病患者由于胰岛素分泌不足或胰岛素的细胞代谢作用缺陷，肝糖原减少，糖异生作用加强，致使体内蛋白质合成受阻、分解加强，导致蛋白质缺乏及肌肉耗损，出现消瘦、恶病质和低蛋白血症，同时血中氨基酸相对增高，尿中排出量也相对增加，造成严重的肾脏负担，引发肾脏疾病。此时如果不能适量摄入蛋白质，幼年糖尿病患者将出现生长缓慢，表现为糖尿病性侏儒症；成人患者则易产生其他并发症，严重者甚至死亡。但盲目大量进食蛋白质，也是有害的。高蛋白质饮食可引起患者肾小球滤过压增高，从而容易引发糖尿病性肾病，所以在发生肾脏病变时，应采取低蛋白质饮食，以减少肾脏负担。

蛋白质的供给量也可以由总能量推算出来。一般而言，蛋白质所产生的能量占总热量的12%～20%最为合适，在这一比例下蛋白质的利用率最为合理。

一般情况下，糖尿病患者的蛋白质需要量与正常人的近似，为：

1日需要量＝标准体重(千克)×1(克)。

若病情控制不好或消瘦者，则应增加至：

1日需要量＝体重(千克)×1.2～1.5(克)。

儿童患者的蛋白质需要量为：

1日需要量＝体重(千克)×2～3(克)。

妊娠5个月后和哺乳的患者，应为：

1日需要量＝体重(千克)×1.3～1.5(克)。

确定了蛋白质的需要量，还要了解糖尿病患者对蛋白质种类的要求。肉、蛋、乳类、豆制品等所含油脂蛋白质应占到1/3以上，以保证蛋白质能够充分被人体利用，减少含氮废物的产生，减轻肾脏压力。糖尿病患者蛋白质的供给来源，除了谷类食物中的蛋白质(含8%～10%)外，应注意有一定比例的动物性蛋白质与豆类蛋白质，特别是动物性蛋白质含有丰富的必需氨基酸，生理价值高，利用率好，常被称为优质蛋白质，应占总蛋白质摄入量的40%～50%。而植物性蛋白质的生物利用率较低，不宜摄入过多。

(三)脂肪

脂类是油、脂肪、类脂的总称。食物中的油脂主要是油和脂肪，一般把常温下是液体的称作油，是固体的称作脂肪。不论动物脂肪还是植物脂肪，均是由甘油和脂肪酸组成的三酰甘油酯，其中甘油的分子比较简单，而脂肪酸的种类和长短却不相同，因此脂肪的性质和特点主要取决于脂肪酸，不同食物中的脂肪所含有的脂肪酸种类和含量不一样。脂肪酸按照所含不饱和双键的多少，又分三大类：饱和脂肪酸、单不饱和脂肪酸、多不饱和脂肪酸。有一种多不饱和脂肪酸是人体不能合成的，只能从食物中得到补充，叫亚油酸，营养学称之为“必需脂肪酸”。脂肪可溶于多数有机溶剂，但不溶解于水。

食用油中脂肪含量为100%，且多为饱和脂肪酸；动物性食物以畜肉类含脂肪最丰富；一般动物内脏除大肠外含脂肪量皆较低，但蛋白质的含量较高。禽肉脂肪含量一般在10%以下，鱼类基本在10%以下，多数在5%左右，且以不饱和脂肪酸为主。蛋类以蛋黄脂肪最高，约为30%，但全蛋仅为10%左右，以单不饱和脂肪酸为多。

脂肪是人体重要的热量来源，其所释放的能量是蛋白质或糖类的2.25倍（1克脂肪在体内可以释放9千卡热量）；人体所需的脂溶性维生素A、维生素D、维生素K、维生素E的吸收也不能缺少脂肪的协助；人的皮下脂肪还能起到防寒作用，防止人体因环境温度突然变化而受损害；脂肪对人体内脏也有重要的保护作用，可固定人体脏器位置。

有些糖尿病患者可能会认为脂肪含有很高的热量，容易诱发或加重糖尿病患者的高脂血症，对脂肪抱着敬而远之的态度。其实脂肪作为七大营养素之一，对人体有着不可替代的功用，过度缺乏会引起脂溶性维生素吸收障碍和许多甾体激素合成不足，影响人体的生理功能。但吃得过多，亦会造成伤害。

理想的脂肪供给量占身体总热量的20%～30%，可根据个人饮食习惯及病情而定：

1日需要量＝标准体重（千克）×0.6～1.0（克）。

但肥胖患者，尤其有血脂异常者，或有冠心病等动脉血管粥样硬化者，脂肪摄入量宜控制在每日所需总热量的25%以下；胆固醇过高或高脂蛋白血症患者，每日胆固醇摄入量应低于300毫克；甘油三酯过高或高脂蛋白血症患者宜限制总热量及糖的摄入量；乳糜微粒血症患者宜限制总热量及脂肪的摄入量。

糖尿病患者在脂肪种类上有如下要求，即饱和脂肪酸、单不饱和脂肪酸、多不饱和脂肪酸三者之间的比例为1:1:1。饱和脂肪酸和单不饱和脂肪酸多来自动物性食物，多不饱和脂肪酸则在水产品和植物油脂中含量较多。所以，糖尿病患者应多吃植物油，少吃动物脂肪，每天的油脂总量不超过75毫升。

（四）维生素

维生素是维持人体生理功能所必需的一类低分子有机化合物，大致可分为水溶性和脂溶性两大类。前者溶解于水，包括B族维生素（维生素B_1、维生素B_2、维生素B_6、维生素B_{12}、生物素、叶酸、烟酸等）和维生素C。脂溶性维生素主要包括维生素A、维生素D、维生素E、维生素K。应特别注意的是：水溶性维生素易因烹调过程中的加热和弃汤而流失；而脂溶性维生素的吸收依赖于食物脂肪的存在。

维生素在人体中的含量极少，仅以毫克或微克计量，但因多数维生素在人体内无法合成或大量贮存，故需经常从食物中得到补充。由于长期的摄入不足或消耗过多等原因，人体可能出现维生素缺乏症状。目前，典型的维生素缺乏症已经非常罕见，但是由于季节、地域或饮食习惯的关系，隐性维生素缺乏症仍广泛存在，给人们的健康带来危害。

不同的食物中各种维生素的含量各不相同。

新鲜的水果和蔬菜富含维生素C，B族维生素来源于谷物的外皮、动物的肝脏和肾脏；动物肝脏和胡萝卜含有丰富的维生素A，人体皮肤经过日光中紫外线的照射可以合成足够的维生素D，维生素E富含于食用油、坚果和海产品中，而维生素K则以绿茶、甘蓝、莴笋、菠菜等食物中的含量最为丰富。

1. 维生素B_6

维生素B_6是一种无色，可溶于水及酒精的结晶体，因含有盐（NaCl）的成分，故带有点咸味。此类物质对热不敏感，但碰到碱性物质或者紫外线之类时，将会分解。维生素B_6是人体内某些辅酶的组成成分，参与多种代谢反应，尤其和氨基酸代谢有密切关系。

维生素B_6在天然食物中分布很广，酵母、米糠是它的丰富来源。维生素B_6含量较多的食物还有胡萝卜、鸡肉、蛋黄、鱼类、奶类、豌豆、菠菜、白菜、葵花子、核桃、小麦胚芽、香蕉、糙米、全麦、全谷、紫甘蓝、动物肝脏与肾脏、大豆、燕麦、核桃、哈密瓜、香菇、枇杷、荞麦粉、花生等。

2. 维生素E

维生素E是合成前列腺素的原料。前列腺素可以调节身体各组织的功能，即使含量极少，也有很重要的作用，如可改善血压、血糖及胆固醇水平等。

维生素 E 主要富含于猕猴桃、坚果(包括杏仁、瓜子、榛子和核桃等)、小麦胚芽、玉米、红花、大豆、棉子、菠菜、山药、莴笋和圆白菜等食物中,其中小麦胚芽中的含量最为丰富。奶类、蛋类、鱼肝油等也含有一定量的维生素 E。

(五)矿物质

矿物质又称无机盐,是一类人体所必需的、不含碳的无机元素,是构成人体组织和维持生理活动的重要物质。根据它们在人体内含量的多寡分为常量元素和微量元素,体内含量大于体重的 0.01%,每日需要量在几百毫克以上的元素为常量元素,包括钙、磷、钠、氯、镁、钾、硫等;体内含量小于体重的 0.01%,每日需要量仅为几毫克甚至几微克的为微量元素,目前认为人体必需的微量元素有锌、铜、铁、铬、钴、锰、钼、锡、钒、碘、硒、氟、镍、硅 14 种。

矿物质在人体内仅占体重的 5%左右,其数量虽然很少,却有很重要的生理功能,不仅是构成机体骨骼支架的成分,而且能维持机体神经、肌肉的生理功能,参与调节体液渗透压和酸碱度,同时又是机体许多酶及生物活性物质的重要组成部分。

矿物质对糖尿病的病情控制也有着其他营养物质无法替代的效果。

1. 常量元素

(1)钙:糖尿病可引起钙排出增多,原因为:尿糖增多,引起渗透性利尿,使尿钙重吸收减少而排出增多,并发肾脏病变,影响 α 羟化酶活性,导致活化维生素 D 生成,使肾小管对钙重吸收减少,肠钙吸收也减少,胰岛素缺乏,骨蛋白分解致使钙沉着减少。缺钙的糖尿病患者可并发继发性骨质疏松症,会出现经常性腰、背部的疼痛,或出现持续性肌肉钝痛,严重者极易发生骨折。因此,糖尿病患者在治疗的同时,必须注意补钙,并大力提倡从饮食中获取钙。

含钙丰富的食物有乳制品、大豆、芝麻酱、瓜子、海菜、海米等。

(2)钾:钾是调节酸碱平衡以及心脏和血管功能的重要物质,人体细胞对钾的吸收和储存有天然的保护性措施,致使体内的钾保持在平衡状态。

但是当发生糖尿病酮症酸中毒时,失钾是其特征之一,但所测血钾却可正常、偏低甚至偏高,这是因为细胞内钾转移到细胞外所致。所以,酮症酸中毒患者应注意补钾,除非有少尿、尿闭或肾功能不全征象时,则应严密观察血钾浓度和心电图,考虑什么时候补钾,以免对心脏产生严重影响,造成生命危险。

当糖尿病患者合并有心、肝及肾的慢性并发症时，则应少吃含钾丰富的水果以及某些钾盐药物。

（3）钠：从细胞分裂开始，钠就参与细胞的生理过程，体内钠含量一日过低或过高都易引起许多疾病。缺钠会引发低钠血症，出现倦怠、淡漠、无神、起立时易昏倒，严重时恶心、呕吐、血压急剧下降等；钠过多也会引起高钠血症，中枢神经受到明显影响，易激动，烦躁不安，嗜睡，肌张力增高，抽搐，惊厥，甚至昏迷。

研究表明，对于糖尿病患者而言，摄钠过多会增强淀粉酶活性而促进淀粉消化，促进小肠吸收游离葡萄糖，可引起血糖浓度增高而加重病情。而多数糖尿病患者还伴有高血压、肥胖，钠摄入过多容易使血压升高，造成严重后果。

人体的钠通常是从盐中直接得到的，所以，糖尿病患者限制钠其实就是限制盐的摄入量。

一般主食少于 250 克者，盐每日 2.5 克；主食每日 250～350 克者，盐每日 3 克；主食每日多于 350 克者，盐每日 3.5 克。若烹调使用酱油，则需相应扣除盐量。

在夏季丢失盐分较多或体力劳动后，可适当增加盐的摄入量。当糖尿病患者并发高血压、冠心病、心肌梗死、肾动脉硬化时，必须采用低盐饮食，即每日应少于 2 克，以免加重病情。

（4）镁：镁在胰岛素的分泌和血糖调节上的作用十分重要。糖尿病患者体内镁缺乏，则可导致胰岛素敏感性降低，葡萄糖耐受性减低，产生胰岛素抵抗，还能使血压升高，血小板聚集性上升，增加糖尿病并发症的发生，出现动脉粥样硬化加速、血脂异常、高血压等不良后果。临床已证实，1 型和 2 型糖尿病患者中均存在着低镁血症。引起镁缺乏的原因：尿中排泄过多，如利尿剂治疗、糖尿病酮症酸中毒；肠道吸收减少，摄入减少等。

镁主要来源于含叶绿素多的有色蔬菜等植物性食物。此外，小米、燕麦、豆类、坚果类、肉类、海产品等也是镁的良好来源。

2. 微量元素

某些微量元素如钴、锰、锂、铬、锌等，对于维持人体正常的糖代谢具有重要的作用。当糖尿病患者缺少这些微量元素时，糖代谢会受影响，使血糖控制不理想。研究发现,钴可以治疗糖尿病性神经系统疾病;锂能促进胰岛素的合成与分泌,改善胰岛素敏感性;锌缺乏时胰岛素抵抗性就会增加;锰的代谢异常会影响机体对葡萄糖的耐受;铬缺乏时不利于血糖的控制,且易发生血脂紊乱,并影响蛋白质代谢;钒可抑制体内蛋白质和脂肪的分解,促进其合成,起到促进生长和降低血脂的作用;硒具有抗氧化、抗衰老、促进生长、提高机体免疫力的作用。因此,及时补充这些微量元素,有利于糖尿病病情的缓解与控制。

(1)钴:钴对人体的作用是由维生素 B_{12} 决定的,可以促进造血功能,预防贫血,活跃人体的新陈代谢,促进胰岛正常分泌,保持神经功能正常;另外,钴可以治疗糖尿病性神经系统疾病,缓解麻木和疼痛。可见,钴对治疗糖尿病有特殊的效果。

含钴较多的食物有海带、紫菜、蘑菇、核桃、荞麦、洋葱、牛奶以及发酵的豆制品,如酱豆腐、豆豉、酱油等。

(2)锌:人体缺锌,会使氨基酸合成蛋白质速度减慢,胰岛素原的转化率降低,致使血清中胰岛素水平降低,血糖上升,机体对糖的耐受量受损,胰岛素功能降低,从而导致糖尿病。适量补锌可以激活胰岛素原转变成胰岛素,从而控制和改善糖尿病的症状。

锌的来源以动物性食物为主,如肉类、海产品、家禽等,其中以海产品中锌的含量最高,可达 1000 毫克/千克。植物性食物中不但锌含量低,而且粮谷加工越细,锌的损失越多。坚果中也含有一定量的锌。

(3)锰:锰是碳水化合物、脂类、蛋白质代谢的酶的构成成分。当人体缺乏锰时,胰岛素的活性也会降低。因此,对于依赖胰岛素的糖尿病患者而言,如同时有锰缺乏现象,在补充锰之后,对胰岛素的需求量也会降低。

含锰丰富的食物有糙米、米糠、香料、核桃和麦芽等。另外,干菜豆、花生、土豆、大豆粉、葵花子、小麦粉中含量也较多。

(六)膳食纤维

膳食纤维是食物中一种不能被人体消化酶消化的碳水化合物,同时又是一种不同于淀粉、不能被胃肠道消化吸收的多糖,但可能在结肠被发酵产生少量能量(0～2 千卡/克)。过去认为膳食纤维仅是植物细胞壁成分,但现在已经不局限于这个概念,根据膳食纤维在水中的溶解性,可划分为可溶性纤维和不可溶性纤维。可溶性纤维包括水果中的果胶、海藻中的藻胶以及从魔芋中提取的葡甘聚糖等；不可溶性纤维包括纤维素、木质素、半纤维素等，主要存在于谷物的表皮、水果的皮核以及蔬菜的茎叶中。

随着人们生活水平的提高，食物越来越精细化，动物性食物所占比例大大增加，膳食纤维的摄入量却明显降低。这一现象对人体健康而言并没有好处，因此专家建议人们适当增加膳食中的谷物食品，特别是粗粮的摄入量。膳食纤维主要来源于下列食物：糙米、玉米、小米、大麦、小麦皮等杂粮，牛蒡、胡萝卜、韭菜、四季豆、红豆、豌豆、薯类等根菜类和海藻类食物。

膳食纤维可以减少食物在人体肠道里通过的时间，故有利于预防便秘、结肠癌等；富含膳食纤维的食物易产生饱腹感，有利于减肥。可溶性膳食纤维有调节血脂的功效，还可以改善葡萄糖耐量，延缓餐后血糖上升的幅度，对糖尿病患者十分有利。

高效降糖首推膳食纤维。膳食纤维对糖尿病患者具有极强的降糖作用，主要表现为：①膳食纤维充分吸收水分后，会在胃肠道中迅速膨胀，从而增加食物容积，增加饱腹感；②可溶性纤维吸收水分后，能减少肠道对葡萄糖的吸收，有效降低血糖。③膳食纤维可以增加胰岛素的敏感性，提高胰岛素的降糖效果。

膳食纤维对人体有益，但并非摄入的越多越好，过多摄入会造成腹胀、消化不良。此外，因为它往往与植物性食物中所含的植酸、草酸、鞣酸等并存，而这些酸可以影响许多维生素和微量元素的吸收，比如钙、铁、锌等。

世界卫生组织指出：正常成年人每日需摄入纤维素 27～40 克。因此糖尿病患者每日所摄取的膳食纤维应不低于 40 克，其中可溶性纤维，成人每日最少要 22 克，最高可达 32 克；儿童或身材矮小的成年人最少要 16 克，最高可达 24 克。

（七）水

糖尿病患者的病症多以口渴为主，他们往往认为多饮水就是病情严重的表现，而刻意控制饮水量。殊不知，水对于糖尿病患者而言，有着十分重要的作用。糖尿病患者多饮水，可以稀释血液，防止因为糖蛋白过多导致血液黏稠而可能发生的心脑血管意外；可以稀释尿液，减少尿液中有害成分对肾脏的损害；饮水还可以起到一定的饱腹作用。另外，水本身也是一种必不可少的营养素，它参与人体的能量和物质代谢。

体内的水能够起到调节体温、溶解、运输以及润滑的作用，正常人一日应饮水1500～2000毫升。经人体代谢后的水通过肾脏（尿液1500毫升）、皮肤（汗液500毫升）、呼吸（400毫升）和粪便（100毫升）排出体外。在正常情况下，水的出量和入量是平衡的。但有心、肾功能异常的糖尿病患者，若存在尿少、水肿，就应适当控制水的摄入量，摄入量与排出量相差不超过500毫升。

五、三餐膳食

一个人每天吃多少食物才能保证身体健康并满足一天的工作学习的需要呢？营养学以一个人每天消耗热量的多少来推算食物需要量的多少。一个人每天需要多少热量，则要根据年龄、性别、身高、理想体重、劳动强度、季节等因素来计算，其中以体重及劳动强度为主要因素，热量供给的量以能达到或维持理想体重为宜，合理安排一日三餐的时间及食量，进餐定时定量。

早餐提供的能量应占全天总能量的25%～30%，午餐应占30%～40%，晚餐应占30%～40%，可根据职业、劳动强度和生活习惯进行适当调整。一般情况下，早餐安排在6:30－8:30，午餐在11:30－13:30，晚餐在18:00－20:00为宜。要天天吃早餐并保证其营养充足，午餐要吃好，晚餐要适量。不暴饮暴食，不经常在外就餐，尽可能与家人共同进餐，并营造轻松愉快的就餐氛围。零食作为一日三餐之外的营养补充，可以合理选用，但来自零食的能量应计入全天能量摄入之中。

1. 应天天吃早餐并保证营养充足

早餐作为一天的第一餐，对膳食营养摄入、健康状况和工作或学习效率至关重要。不吃早餐容易引起能量及其他营养素的不足，降低上午的工作或学习效率。研究表明，儿童不吃早餐导致的能量和营养素摄入的不足很难从午餐和晚餐中得到充分补充，所以每天都应该吃早餐，并且要吃好早餐，以保证摄入充足的能量和营养素。早餐距离前一晚餐的时间最长，一般在12小时以上，体内储存的糖原已消耗殆尽，应及时补充，以免出现血糖过低。血糖浓度低于正常值会出现饥饿感，大脑的兴奋性随之降低，反应迟钝，注意力不能集中，影响工作或学习效率。

食物中的供能营养素是维持血糖水平的主要来源，蛋白质、脂肪和碳水化合物的供能比例接近 1 ∶1∶ 5 的早餐，能很好地发挥碳水化合物在餐后快速升血糖作用，同时又利用了蛋白质和脂肪维持进餐 2 小时后血糖水平的功能，两者互补，使整个上午的血糖维持在稳定的水平，来满足大脑对血糖供给的要求，对保证上午的工作或学习效率具有重要意义。

早餐的食物应种类多样、搭配合理。可以根据食物种类的多少来快速评价早餐的营养是否充足。如果早餐中包括了谷类、动物性食物（肉类、蛋）、奶及奶制品、蔬菜和水果等 4 类食物，则为早餐营养充足；如果只包括了其中 3 类，则早餐的营养较充足；如果只包括了其中 2 类或以下则早餐的营养不充足。

早晨起床半小时后吃早餐比较适宜。成年人早餐的能量应为 2930 千焦（700 千卡）左右，谷类为 100 克左右，可以选择馒头、面包、麦片、面条、豆包、粥等，适量的含优质蛋白质的食物，如牛奶、鸡蛋或大豆制品，再有 100 克的新鲜蔬菜和 100 克的新鲜水果。不同年龄、劳动强度的个体所需要的能量和食物量不同，应根据具体情况加以调整。

2. 午餐要吃好

经过上午紧张的工作或学习，从早餐获得的能量和营养不断被消耗，需要进行及时补充，为下午的工作或学习生活提供能量。因此，午餐在一天三餐中起着承上启下的作用。午餐提供的能量应占全天所需总能量的 30％～40％，以每日能量摄入 9209 千焦（2200 千卡）的人为例，主食的量应在 125 克左右，可在米饭、面食（馒头、面条、麦片、饼、玉米面发糕等）中选择；可按照均衡营养的原则从肉、禽、豆类及其制品、水产品、蔬菜中挑选几种进行搭配，可选择动物性食品 75 克，20 克大豆或相当量的制品，150 克蔬菜，100 克水果，以保证午餐中维生素、矿物质和膳食纤维的摄入。

3. 晚餐要适量

晚餐与次日早餐间隔时间很长，所提供能量应能满足晚间活动和夜间睡眠的能量需要，所以晚餐在一日中也占有重要地位。晚餐提供的能量应占全天所需总能量的 30％～40％，晚餐谷类食物应在 125 克左右，可在米面食品中多选择富含膳食纤维的食物如糙米、全麦食物。这类食物既能增加饱腹感，又能促进肠胃蠕动。另外，可选择动物性食品 50 克，20 克大豆或相当量的制品，150 克蔬菜，100 克水果。

不少城市家庭，生活节奏紧张，白天忙于工作、学习，晚上全家团聚。晚餐过于丰盛、油腻，会延长消化时间，导致睡眠不好。有研究表明，经常在晚餐进食大量高脂肪、高蛋白质食物，会增加患冠心病、高血压等疾病的危险性。

如果晚餐摄入食物过多，血糖和血中氨基酸的浓度就会增高，从而促使胰岛素分泌增加。一般情况下，人们在晚上活动量较少，能量消耗低，多余的能量在胰岛素作用下合成脂肪储存在体内，会使体重逐渐增加，从而导致肥胖。此外，晚餐吃得过多，会加重消化系统的负担，使大脑保持活跃，导致失眠、多梦等。因此，晚餐一定要适量，以脂肪少、易消化的食物为宜。

从事夜间工作或学习的人，对能量和营养素的需要增加。如果晚上工作或学习到深夜，晚饭到睡眠的时间间隔往往在 5～6 小时或者更长。在这种情况下，一方面要保证晚餐的营养摄入，要吃饱，不宜偏少；另一方面，还要适量吃些食物，以免营养摄入不足，影响工作或学习效率。一杯牛奶，几片饼干，或一个煮鸡蛋，一块点心等，都可以补充一定的能量和营养。

4. 在外就餐的注意事项

随着收入的增加，人们的生活方式不断发生变化，在外就餐的机会也越来越多。2002 年中国居民营养与健康状况调查发现，我国 15 岁及以上居民中有 15％的人每天至少有一次在外就餐，26％的城市居民每天在外就餐。

经常在外就餐会增加脂肪和盐的摄入。调查研究显示，在外就餐时，脂类的摄入比在家就餐时增加，而碳水化合物提供的能量占总能量的比例降低。餐馆就餐者能量摄入和能量密度（食物能量/食物重量）均显著高于在家就餐者，也就是说经常在外就餐将摄入更多的膳食能量。在外就餐频率越高，身体脂肪含量越高。在外就餐引起的饮食模式变化是肥胖、糖尿病及心血管疾病等慢性病增加的因素之一。所以，要控制在外就餐的频度，尽量回家就餐。

在外就餐时应注意：①选择干净、卫生的就餐场所；②点菜时要注意食物多样，荤素搭配；③不要为了摆排场、讲面子点大量的菜肴，做到适可而止；④尽量用蒸、炖、煮等方法烹调菜肴，尽量避免煎炸食品和高脂肪菜肴，以免摄入过多的油脂；⑤在进餐时多吃蔬菜和豆制品，肉类菜肴要适量；⑥食量要适度，特别是吃自助餐时，更应该做到食不过量；⑦选择清淡的饮料，不喝或少喝含糖饮料;⑧喝酒应限量。

餐饮单位和集体食堂应注意供应少油、少盐和营养丰富的食品。

5. 合理选择零食

零食是指非正餐时间所吃的各种食物。我国城市儿童爱吃零食,多数成年人也喜欢吃零食。合理有度的吃零食既是一种生活享受,又可以提供一定的能量和营养素,有些情况下还可起到缓解紧张情绪的作用。因此,不能简单认为吃零食是一种不健康的行为。

零食作为一日三餐之外的食物,可以补充机体所需的能量和营养素。所以,零食提供的能量和营养是全天膳食营养摄入的一个组成部分,在评估能量和营养摄入时应计算在内,不可忽视。但是,零食所提供的能量和营养素不如正餐全面、均衡,所以吃零食的量不宜过多。有些人特别注意控制正餐时的食物量和能量摄入,而常常忽视来自零食的能量,在聊天、看电视或听音乐时往往不停地吃零食,结果不知不觉中摄入了较多的能量。

合理选择零食,要遵循以下原则:①根据个人的身体情况及正餐的摄入状况选择适合个人的零食,如果三餐能量摄入不足,可选择富含能量的零食加以补充;对于需要控制能量摄入的人,含糖或含脂肪较多的食品属于限制选择的零食,应尽量少吃;如果三餐蔬菜、水果摄入不足,应选择蔬菜、水果作为零食。②一般说来,应选择营养价值高的零食,如水果、奶制品、坚果等,其所提供的营养素可作为正餐之外的一种补充。③应选择合适的时间。两餐之间可适当吃些零食,以不影响正餐的食欲为宜。晚餐后 2～3 小时也可吃些零食,但睡前半小时不宜再进食。④零食的量不宜太多,以免影响正餐的食欲和食量;在同类食物中可选择能量较低的,以免摄入的能量过多。

第二节　现代医学“脾胰”与中医“脾胰”

一、现代医学“脾”的解剖与功能

脾是人体中最大的淋巴器官。脾的主要功能是过滤和储存血液。脾的质地较脆且血运丰富,因此一旦受到强大的外力打击,很容易破裂。脾破裂会导致严重的大出血,是能够致死的腹部急症之一。脾脏的作用是把胃里的精华物质加以吸收利用，是人体的过滤器。同时脾脏是人体最大的免疫器官，占全身淋巴组织总量的25%，含有大量的淋巴细胞和巨噬细胞，是机体细胞免疫和体液免疫的中心。如今脾脏的功能和作用正越来越受到人们的关注。

（一）脾的解剖

1. 脾的位置（图 2-1）

脾脏位于左上腹部，胃的后方，横膈膜的下方，相当左侧 11 肋的深面，长轴与第 10 肋方向基本一致。正常人在左肋弓下不能触到脾。脾的位置可因体位、呼吸及胃的充盈程度而有所变化，平卧比站立时高约 2.5 厘米。在一般成年人个体中，脾脏大小约为（125×75×50）毫米^3，平均重量约为 150 克。脾色暗红，脾脏是一个富于血供的实质性脏器，质软而脆，受暴力击打时容易破裂。

2. 脾的形态（图 2-2）

脾为扁椭圆形或扁三角形的实质性器官，可分为膈、脏两面，前、后两端和上、下两缘。膈面凸隆光滑，对向膈。脏面凹陷，中央处有血管、神经等出入，成为脾门。上端比较锐利，有 2～3 个切迹，称为脾切迹，触诊时可作为标志。脾的下端较钝，朝向后下方。在脾的附近，特别是在脾胃韧带和大网膜中存在有副脾，出现概率为 10%～40%。副脾的位置、大小和数目不定。因脾功能亢进而做脾切除术时，应将副脾一并切除。

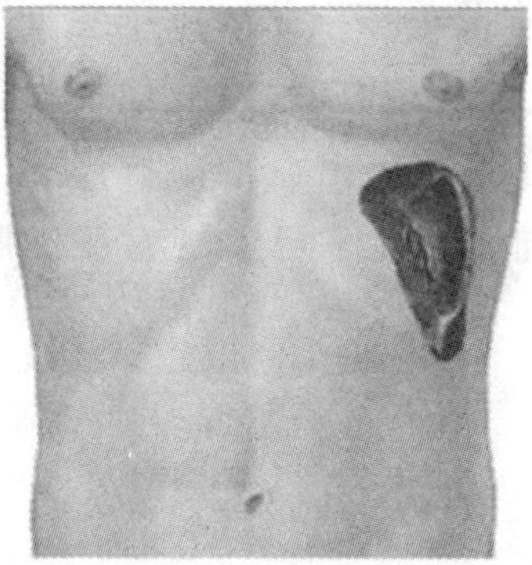

图 2-1　脾的位置

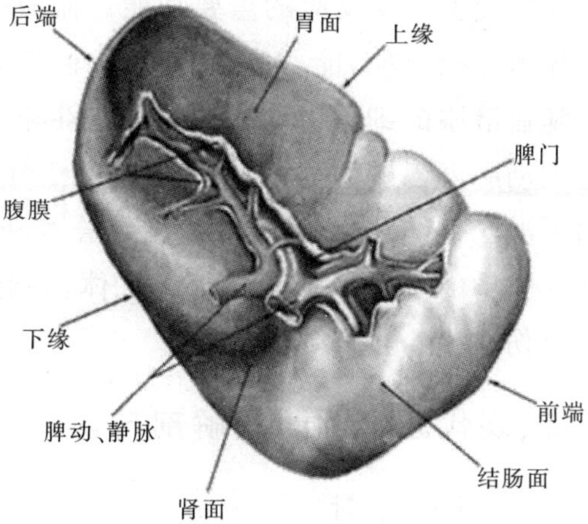

图 2-2　脾的解剖

(二)脾的功能

脾脏含有大量的淋巴细胞和巨噬细胞,是机体细胞免疫和体液免疫的中心,通过多种机制发挥抗肿瘤作用。脾脏切除导致细胞免疫和体液免疫功能的紊乱,影响肿瘤的发生和发展。目前认为脾脏主要有如下四大生理功能:

1. 造血

脾是胚胎阶段重要的造血器官,后成为淋巴器官。但在成体脾中仍有少量造血干细胞,当机体严重缺血或在某些病理状态下,可以恢复造血功能,产生红细胞、粒细胞及血小板。当脾功能亢进时可破坏大量血小板及血细胞。

2. 储血

脾有丰富的血窦,可储存约 200 毫升的血液,因而是血细胞重要的储存库。当机体在剧烈运动或某些紧急状态(如急性大失血)时,脾的平滑肌收缩,将血细胞释放到血液循环之中,以补充机体的需要。

3. 滤血

脾属于网状内皮系统,是血液有效的过滤器官,其结构基本上与淋巴结相似,由被膜、小梁及淋巴组织构成。其与淋巴结不同的地方是没有淋巴窦,但其中具有大量血窦,是血液循环的一个过滤器。

4. 免疫

脾有产生免疫反应的重要功能。血液中抗原在脾中可引起有力的细胞免疫和体液免疫反应,能吞噬和清除衰老的红细胞、血小板和退化的白细胞,还能吞噬血液中的细菌、原虫和异物,产生淋巴细胞及单核细胞。细胞免疫反应引起围动脉淋巴鞘明显的增大和免疫活性细胞输出的增多,体液免疫反应引起白髓淋巴小结和脾索中浆细胞的增多,同时在脾脏输出血液中抗体的浓度增加。脾中的淋巴细胞还能制造抗体,在特异抗体存在下可实现对靶细胞的直接杀伤作用。

二、现代医学"胰"的解剖与功能

(一)胰的解剖

胰为长棱柱状,位于胃后方,位置较深。胰分为头、体、尾三部分,胰头较宽大,在第 2 腰椎右前方,被十二指肠所环抱,后方有胆总管、肝门静脉和下腔静脉。胰体是胰的中间大部分，横跨下腔静脉、腹主动脉、左肾及左肾上腺前面。胰尾是左端狭细部，抵达脾门后下方。胰的上缘约平脐上 10 厘米，下缘约相当于脐上 5 厘米处。由于胰的位置较深，前面有胃、横结肠和大网膜等遮盖，故胰病变时，在早期腹壁体征往往不明显，从而增加了诊断的困难性。

胰腺表面覆以结缔组织被膜，腺内结缔组织将腺实质分成许多个小叶，人的胰腺小叶分界不清。胰腺由内分泌部和外分泌部组成。外分泌部占大部分，主要作用是分泌胰液，内含多种消化酶。内分泌部较少，散在于外分泌部之间，称胰岛，分泌激素进入血液循环参与糖代谢的调节。

在胰的实质内偏后方，与胰的长轴平行，有一条起于胰尾向右横贯其全长的主排泄管，称胰管。胰管沿途汇集各小叶导管，最后与胆总管合并，共同开口于十二指肠大乳头。在胰头上方有时可见一小管，行于胆管的上方，称副胰管，开口于十二指肠小乳头。

(二)胰的功能

胰是人体第二大腺体，重约 100 克。胰腺分为外分泌腺和内分泌腺两部分。外分泌腺由腺泡(腺细胞)和腺管组成。腺泡分泌胰液，腺管是胰液排出的通道，经胰管排入十二指肠。胰液中含有碳酸氢钠、胰蛋白酶、脂肪酶、淀粉酶等，有分解蛋白质、糖类和脂肪的功能。胰液经各级导管，流入胰腺管。胰腺管与胆总管共同开口于十二指肠。内分泌腺是由散在于外分泌腺之间大小不同的细胞团——胰岛所组成。胰岛散在于胰的实质内，大多存在于胰尾，总数有 100 万～200 万个。

胰岛细胞根据其分泌激素的功能分为 3 种：①B 细胞(β 细胞)，占胰岛细胞的 60%～80%，分泌胰岛素，可以降低血糖；②A 细胞(α 细胞)，占胰岛细胞的 24%～40%，分泌胰高血糖素，胰高血糖素作用同胰岛素相反，可升高血糖；③D 细胞，占胰岛细胞的 6%～15%，分泌生长激素抑制激素。

糖尿病患者由于病毒感染、遗传基因、自身免疫等各种发病因素，其病理生理主要是由于胰岛素活性相对或绝对不足以及胰高血糖素活性相对或绝对过多所致，也即 B 和 A 细胞双边激素功能障碍所致。胰岛素依赖型糖尿病胰岛素分泌细胞严重损害或完全缺如，内源性胰岛素分泌极低，需用外源性胰岛素治疗。非胰岛素依赖型糖尿病，胰岛素分泌障碍较轻，基础胰岛素浓度正常或增高，而糖刺激后胰岛素分泌则一般均较相应体重为低，即胰岛素相对不足。

1. 胰岛素的功能

胰岛素是促进合成代谢、调节血糖稳定的主要激素。胰岛素主要作用在肝脏、肌肉及脂肪组织，控制着蛋白质、糖、脂肪三大营养物质的代谢和贮存。

(1) 对糖代谢的调节：胰岛素能加速葡萄糖的利用和抑制葡萄糖的生成，使血糖的去路增加而来源减少，于是血糖降低。胰岛素能促进组织、细胞对葡萄糖的摄取和利用，加速葡萄糖合成为糖原，贮存于肝和肌肉中，同时抑制肝糖原分解为葡萄糖，以及抑制甘油、乳酸和氨基酸转变为糖原，减少糖原的异生，促进葡萄糖转变为脂肪酸，贮存于脂肪组织，导致血糖水平下降。胰岛素缺乏时，血糖浓度升高，如超过肾糖阈，尿中将出现糖，引起糖尿病。

(2) 对脂肪代谢的调节：胰岛素能促进脂肪的合成和贮存，抑制脂肪的分解。胰岛素促进肝合成脂肪酸，然后转运到脂肪细胞贮存。在胰岛素的作用下，脂肪细胞也能合成少量的脂肪酸。胰岛素还促进葡萄糖进入脂肪细胞，除了用于合成脂肪酸外，还可转化为 α-磷酸甘油，脂肪酸与 α-磷酸甘油形成甘油三酯，贮存于脂肪细胞中，同时，胰岛素还抑制脂肪酶的活性，减少脂肪的分解。糖尿病时糖代谢障碍，出现脂质代谢紊乱，脂肪分解增强，血脂升高，加速脂肪酸在肝内氧化，生成大量酮体，若酮体产生过多则出现酮血症。由于糖氧化过程发生障碍，不能很好处理酮体，以致引起酮血症与酸中毒。而胰岛素能抑制脂肪分解，并促进糖的利用，从而抑制酮体产生，纠正酮血症。

(3) 对蛋白质代谢的调节：胰岛素能促进蛋白质的合成，抑制蛋白质的分解和肝糖原异生。胰岛素促进蛋白质合成过程，其作用可在蛋白质合成的各个环节上：①促进氨基酸通过膜的转运进入细胞；②可使细胞核的复制和转录过程加快，增加 DNA 和 RNA 的生成；③作用于核糖体，加速翻译过程，促进蛋白质合成；另外，胰岛素还可抑制蛋白质分解和肝糖原异生。由于胰岛素能增强蛋白质的合成过程，所以，它对机体的生长也有促进作用，但胰岛素单独作用时，对生长的促进作用并不很强，只有与生长激素共同作用时，才能发挥明显的效应。

三、中医“脾”的概念与作用

中医脏象学说中所说的“脾”实际上包括现代医学的脾与胰脏。《难经·四十二难》指出：“脾重二斤三两，扁广三寸，长五寸，有散膏半斤。”所谓“散膏”，《难经汇注笺正》认为系胰腺组织，今人也多主此说。脾位于腹腔上部，膈膜之下，与胃以膜相连，“形如犬舌，状如鸡冠”，与胃、肉、唇、口等构成脾系统。

脾的生理功能主要为主运化、主升举和主统血。其中以运化为核心，通过运化为机体生命活动提供精微物质，故称之为“后天之本”“气血生化之源”。脾在五行中属土，为阴中之至阴，通于长夏之气；在体合肌肉主四肢，开窍于口，其华在唇，在液为涎；脾舍意，在志为思；其经脉为足太阴脾经，与足阳明胃经相互络属，互为表里。

（一）脾的生理功能

1. 主运化

脾主运化，是指脾有促进胃肠对饮食物的消化吸收，并将吸收的水谷精微转化为精、气、血、津液以输到全身的生理作用。运，即转运、输送；化，即消化、气化。脾对饮食物的运化过程，大致可分为三个阶段：首先，脾可促进胃肠的消化吸收。胃主受纳，饮食物入胃后，经胃的初步消化而下移于小肠，小肠对之做进一步消化，并吸收其中的精微物质，此过程的完成需要借助脾气的推动作用。其次，在心、肺等脏的作用下，脾将吸收的精微物质转运输送到全身，如《素问·奇病论》所说：“五味入口，藏于胃，脾为之行其精气。”其三，在心、肺等脏的作用下，脾将精微物质转化为精、气、血、津液等基本营养物质。总之，脾主运化涉及对饮食物的消化吸收、精微物质的转运输送及转化为精、气、血、津液等生命活动基本物质的全过程，因而脾被称作“气血生化之源”“后天之本”。一般又将脾主运化的生理作用，划分为运化食物和运化水液两个方面。

（1）运化食物：是指脾对各种食物的消化吸收、谷食精气的转运输送及转化作用。食物经胃的受纳腐熟，被初步消化后，变为食糜下送于小肠进一步消化。食物的消化虽在胃和小肠中进行，但必须经脾气的推动和脾阳的温煦，才能将食物转化为精微物质，然后经脾气的激发作用由小肠吸收，再由脾气的转输作用输送到其他四脏，转化为精、气、血以内养五脏六腑，外养四肢百骸、皮毛筋肉。正如《素问·玉机真藏论》所说："脾为孤脏，中央土以灌四傍。"因此，脾气健旺，其运化食物功能旺盛，才能不断地为化生气、血等物质提供足够的谷食精气，进而使全身各脏腑组织器官得到充分营养。反之，在病理情况下，脾之气阳亏虚，或邪气困脾，脾失健运，则对食物的消化吸收功能障碍，从而出现食欲不振、食后腹胀、大便溏泄等症状。同时，由于不能为气血生成及机体各部位输送足够的营养物质，继而形成气血虚衰等全身性营养障碍，表现出精神萎顿、四肢无力、肌肉消瘦等症状。

(2)运化水液：是指脾对水液的吸收、转运输送及转化作用。水饮摄入于胃，历经小肠、大肠，在脾的作用下，吸收其中的精华部分生成津液，并借助脾的升达之性，将津液上输于肺，通过肺的宣发肃降而敷布全身。同时，脾居于中焦，还转输由肺肃降下达于肾的津液和由肾蒸腾上行于肺的津液，而为水液升降输布的枢纽。所以，脾是参与体内水液代谢的重要器官之一，被称为"水之中州"。脾气健旺，运化水液功能正常，则既确保了对水液的充分吸收，以免津液生成乏源，又促使水液在体内及时输布代谢，而不致积聚潴留形成水湿痰饮等病理产物。病理情况下，脾之气阳亏虚，或湿浊困脾，脾运化水液的功能障碍，常可导致水湿痰饮内生之证。故《素问·至真要大论》说："诸湿肿满，皆属于脾。"脾运化食物和运化水液两方面的作用，是同时进行的，两者相互联系、相互影响，一方面的功能失常会导致另一方的功能失调，所以在病理上常常同时共见。

2.主升举

脾主升举的生理作用，包括主升清和主托举两个方面。所谓脾主升清，是指通过脾气的升动转输作用，将其运化和吸收的水谷精微上输至心肺、头目，通过心肺的作用化生气血，营养全身的生理作用。其实质是脾主运化中向上转运输送水谷精微的作用，与脾之主运化功能和脾气主升的特点密切相关。脾的升清是与胃的降浊相对而言，藏象学说中常以脾升胃降来概括整个消化系统的生理功能。脾能升清，则水谷精微才能正常吸收和输布，气血生化有源，人体始有生生之机。若脾气虚弱不能升清，则气血生化无源，头面诸窍失养，可见神疲乏力、头晕目眩、耳鸣等；水谷精微不能上输而与糟粕浊物混杂而下，又可致腹胀、泄泻等，故《素问·阴阳应象大论》说："清气在下，则生飧泄。"

脾主托举，是指由于脾气的升举，以维持人体内脏位置恒定的作用。因此，脾的升举功能正常，可以防止内脏的下垂。若脾气虚弱，升举无力而下陷，则可出现内脏下垂、子宫脱垂、久泄脱肛、腹部坠胀等病症。由于脾位于中焦，故脾之托举功能失常，亦称中气下陷。

3. 主统血

脾主统血，是指脾有统摄血液在脉中正常运行而不致溢于脉外的作用。《难经・四十二难》称之为脾"主裹血"。脾主统血的机理，主要是通过气的固摄作用而实现的。脾主运化水谷，为气血生化之源；气为血之帅，血随气行，气能摄血。脾气健运，则水谷精微化源充足，气亦充盈，气旺则能固摄血液，使血行脉中而不外溢，故清代沈明宗在《金匮要略注》中说："五脏六腑之血，全赖脾气统摄。"若脾气虚衰，血液失去气的固摄，即可导致各种出血，称为脾不统血。但由于脾气主升，脾主肌肉，故脾不统血常表现为肌衄以及尿血、便血、崩漏等下部出血。

（二）脾的生理特点

1. 脾性主升

升与降是脏腑气机运动的表现形式。脾与胃同居中焦，脾升胃降，为人体气机升降之枢纽。脾主运化，所吸收的水谷精微物质，必须依赖脾气之升举，方能敷布转输到肺，故叶天士《临证指南医案》谓："脾宜升则健。"脾气之升，不仅与本脏之功能有关，也是全身气机升降的关键。朱丹溪在《丹溪心法》中说："脾能使心肺之阳降，肾肝之阴升，而成天地之交泰，是为无病。"正由于脾喜升恶降，以健运升散为其特性，故对脾之病证治疗，多宜用益气升阳之品以促其运化。

2. 喜燥恶湿

从脾之阴阳五行属性而言，脾为太阴湿土，与自然界中湿气相通，同气相感，故外感湿邪易伤于脾，使脾失健运，而见腹满、纳呆、体重、溏泄等症。脾又主运化水液，无论外湿困脾，还是脾之气阳亏虚，水液输布代谢障碍，又易生内湿，或湿留成饮，或湿聚成痰，或湿流皮肤成肿胀，或湿留肠间形成泄泻。《丹溪心法》说："脾运委顿，清阳失旋，则胃气未能醒豁，所进谷气难化精微，易酿痰浊。"所以说脾喜燥恶湿。故《素问・脏气法时论》曰："脾苦湿，急食苦以燥之。”罗浩《医经余论》说：“夫脾为己土，其体常湿，故其用阳，譬之湿土之地，非阳光照之，无以生万物也……故治脾以燥药升之，所谓阳光照之也。”即对于脾病的治疗用药，多采用香燥之品以化湿醒脾，而应慎用滋腻助湿之品。

（三）脾与形窍志液的关系

1. 在体合肌肉，主四肢

古籍中亦称肌肉为“分肉”，分肉与分肉之间的间隙处称为“溪谷”，系体内之气汇聚之处，亦是经络穴位所在之部。故《素问·气穴论》说：“肉之大会为谷，肉之小会为溪。肉分之间，溪谷之会，以行荣卫，以会大气。”肌肉与筋膜、骨节协同，主司人体运动。肌肉的正常收缩与弛张，使肢体运动灵活自如。另外，肌肉尚可保护内脏，缓冲外力损伤。《灵枢·经脉》喻言：“肉为墙。”当有外邪侵袭时，肌肉与皮肤共同起隔绝拒邪之作用，故《灵枢·五变》说：“肉不坚，腠理疏，则善病风。”

肌肉的丰满健壮与否影响着四肢的功能活动，两者均与脾的运化功能密切相关。由于脾主运化，是气血生化之源，脾气健运，可将饮食物中的营养物质输送到全身以营养肌肉四肢，使其丰满健壮，活动有力。故《素问·痿论》说：“脾主身之肌肉。”张志聪在《素问集注·五脏生成》中注说：“脾主运化水谷之精，以生养肌肉，故主肉。”若脾之运化功能失常，水谷精微及津液的生成和转输障碍，不能正常濡养肌肉四肢，则可导致肌肉瘦削，四肢软弱无力，不耐劳作，甚则痿废不用。如《素问·太阴阳明论》中所言：“今脾病不能为胃行其津液，四肢不得禀水谷气，气日以衰，脉道不利，筋骨肌肉皆无气以生，故不用焉。”所以，临床对于肌肉病变，如重症肌无力、周期性麻痹、进行性肌营养不良、多发性肌炎、慢性肌肤溃疡等，大多也从脾论治。另外，四肢肌肉的适度运动，可促进脾的运化，增进食欲。《三国志·华佗传》言：“人体欲得劳动，但不当使极尔，动摇则谷气得消，血脉流通。”

2. 开窍于口，其华在唇

脾开窍于口，是指人的食欲、口味与脾的运化功能有密切关系。口腔是消化道的最上端，是饮食物进入人体的起点。口腔接纳食物后，经咀嚼混入唾液，便于胃的受纳腐熟。在经络联系上，足太阴脾经连舌本散舌下，而舌主味觉，故脾开窍于口，主要涉及食欲与口味两个方面。《灵枢·脉度》说：“脾气通于口，脾和则口能知五谷矣。”生理情况下，脾气健运，泌口津，助消化，促使食欲旺盛，纳谷馨香，口味正常。反之，脾的功能失常，则可导致口味的异常和食欲的变化。如脾气亏虚，则食欲不振，口淡无味；脾胃湿热，则口甜口腻。另外，脾有伏热伏火，又可循经上蒸，发生口疮、口糜。

唇，《难经》称之为“飞门”。脾为气血生化之源，主肌肉，开窍于口，而口唇为肌肉构成，也要依赖脾所化生的气血以濡养。《素问·五脏生成篇》说：“脾之合肉也，其荣唇也。”故口唇的色泽可以反映脾脏功能的盛衰。脾气健旺，则气血充盈，口唇红润光泽；脾失健运，则气血衰少，口唇淡白不泽，甚至萎黄。

3. 在志为思，藏营舍意

思，即思考、思虑，是人体意识思维活动的一种状态。《灵枢·本神》曰：“因志而存变谓之思。”张介宾注曰：“复有反复计度者，曰思。”意，有回想、联想之义，是思维活动的表现形式之一。《灵枢·本神》说：“所以任物者谓之心，心有所忆谓之意。”一般认为意与思有相通之处，宋·陈无择在《三因极一病证方论》中说：“脾主意与思，意者记忆往事，思则兼心之所为也。故论云：言心未必是思，言思必是心。”说明思虽脾志，但也与心主神明有关，意则偏重于脾。《素问·阴阳应象大论》曰：脾“在志为思”。《灵枢·本神》曰：“脾藏营，营舍意。”说明思与意的心理活动均为脾所属，均赖脾之健运而提供充沛的营养以维持。一般情况下，适度的意与思是认识事物、处理问题所必需的，对机体生理活动无不良影响。但若思虑过度或所思不遂，可使脾气郁结而不升，脾胃纳运陷入困顿迟滞状态，表现出不思饮食、脘腹胀闷等症，《素问·举痛论》称为“思则气结”。继则使气血生化乏源，而出现头晕目眩、心悸气短、失眠健忘等心脾两虚症状。另外，脾虚又易出现不耐思虑，思维效率偏低，持续时间缩短，记忆力不佳等。诚如严氏《济生方》说：“盖脾主意与思，心亦主思，思虑过度，意舍不精，神宫不守，使人健忘，治之法当理脾使神思清宁，思得之矣。”

4. 在液为涎

涎为口津，主要由腮腺所分泌，其主要功能为消化食物。食物在唾液中乳化并溶解，为胃肠道的进一步消化作准备。此外，尚有润泽口腔、保护黏膜以及防御等功能。《素问·宣明五气篇》说：“脾为涎。”即涎为脾之精气津液上溢于口而化。脾的运化功能正常，则津液与精气上注于口而为涎；同时，涎不溢出口外又赖脾气的固摄功能。若脾气虚弱，或脾胃虚寒，或脾经有热，升降失常，都可导致涎液分泌过多，而自口角流出的病变。脾阴不足，津液不能上注于口，涎液分泌减少，则可见口干之症。另外，肾水上干于脾胃，或心病口眼歪斜亦可导致流涎。

四、中医“胰”的概念与作用

中医的术语里并没有胰脏这个概念，难道是中国人在几千年的行医过程中不知道胰脏的存在吗？如果了解了中医的藏象学说，你就会明白，中医的五脏六腑不能严格按照西医解剖对照。而中医的脾的功能，基本包括了胰脏的功能，也就是说，中医是把脾和胰脏作为一个整体的功能单位来划分的。

从解剖学来看，胰尾接触脾门，共同靠近胃部，所以“散膏”即胰腺组织，附属于中医之“脾”。《难经·四十二难》说：“脾重二斤三两，扁广三寸，长五寸，有散膏半斤，主裹血，温五脏，主藏意。”《中医大辞典》谓：“散膏，脾脏周围的一种组织”，又说：“有人认为散膏可能是胰腺。”清·叶霖在《难经正义·四十二难》中说“散膏”，“胰，附脾之物，形长方，重三四两，横贴胃后，……与胆汁入小肠同路，所生之汁，能消化食物，其质味甜，或名之甜肉云。”叶氏明确提出“散膏”即“胰腺”。

《易经·难经新释·第五章·第四十二难》谓：散膏“是胰腺组织，又说指脾脏附近的一种组织”。《难经校释·第四十二难》亦认同散膏为胰腺。现代著名中医学家任继学先生明确指出：“消渴病的病位之本在人体之‘散膏’，即今之胰腺。”说明多数医家对散膏为胰腺均有共识。

《黄庭经·内景经》曰：“脾长一尺掩太仓，中部老君治明堂，厥字灵元名混康，治人百病消谷粮。”古人历来将脾胃同称为“太仓”。胰体狭长，覆于脾胃之上，故《黄庭经》曰“脾长一尺掩太仓”。其“脾长”是象征着胰腺的形状与脾胃的关系而言，《黄庭经·医疏·脾长章第十五》说：“厥字者，即脾长之神，其名为混康，其字则曰灵源也。混，混元之意。康，丰盛安乐之意。意为人身灵性之泉源与丰盛之元气，是由脾长与脾胃消磨水谷而来。”又明确指出：“脾长者，胰也，非脾也。以脾部与脾长并列，足以证明为二物而非一体也。”认为脾胃与胰腺有同主运化、消磨水谷的功能，为人的灵气与元气之源泉。以上观点说明散膏、脾长与胰腺乃异名同属，为脾之副脏，与脾共主运化、化生气血、升清降浊、输布精微、供养周身。若先天禀赋不足，过食肥甘，酗酒蓄毒，则变生痰热瘀毒，损伤脾胃与散膏，继而，浸蚀三焦，气化受阻，故气不化精，精不化液，精微不能正常输布，造成异常积聚，痰热邪毒，瘀滞血脉，呈现“凝、聚、浓、黏”状态，形成痰瘀互结。这与现代医学“高血糖、高血脂、高血黏、微循环障碍”相互影响的病理特点相似。现代医学亦认为胰腺是参与人体蛋白、脂肪、淀粉、糖代谢及消化吸收功能的重要器官，而这与中医脾主运化功能是一致的。

由于古代解剖的局限性，对于脾和胰腺的区分不是特别明了，甚至将胰腺隶属于脾脏。这在古典医籍和古代字书中可见一斑。中医的基础理论，两千多年以来，一直是由古代哲学阴阳、五行学说和天人相应观等思想来统率的，所以中医已承认脾脏的生理功能特点和病理变化，并一直指导临床实践，而且疗效确切。若将脾脏的功能再转嫁回胰腺，将打乱中医固有的理论模式，不利于指导临床，并从感情上也难以接受。

综上所述，中医的脾脏与胰腺既有相同之处，又有相异之处，而且中医的脾脏亦非西医的脾脏。这是因为中医的五脏，乃四时、五行、气化的五脏，乃“象”思维理论的五脏，非单纯指血肉解剖之五脏。胰腺“隐居”在腹膜后，知名度远不如其近邻胃、十二指肠、肝、胆，但胰腺分泌的胰液中的好几种消化酶在食物消化过程中起着“主角”的作用，特别是对脂肪的消化。

在分泌方面，虽然胰腺体积细小，但含有多种功能的内分泌细胞，如分泌高糖素、胰岛素、胃泌素、胃动素等。这些细胞分泌激素除了参与消化吸收物质之外，还负责调节全身生理功能。如果这些细胞病变，所分泌的物质过剩或不足，都会出现病症。

第三节　糖尿病患者的饮食调护

一、糖尿病患者的饮食原则

1. 控制总热量

这是糖尿病饮食治疗的首要原则。

食物中的碳水化合物、脂肪、蛋白质在体内代谢后产生的热量，是人体热量的主要来源。糖尿病患者摄入的热量应该以能够维持正常体重或略低于理想体重为宜。肥胖的患者必须减少热量的摄入,而消瘦的患者可适当增加热量、增加体重,但一定要在合理控制热量的基础上。

2.营养要均衡,各类食物都要摄取

糖尿病患者在日常生活中要控制饮食,但是也不能过于严格,而对太多食物忌口。忌口过度反而会造成饮食不均衡,长此以往会营养不良,导致身体功能衰退,甚至病情恶化。糖尿病患者膳食中需要的营养成分也应充分,与一般人没有太大差别,每天应按照科学的比例均衡摄取奶类、五谷根茎类、豆蛋鱼肉类、蔬果类等食物,合理安排每日的膳食,保证营养供给。

3.食物宜粗不宜精

糖尿病患者若饮食过于精细,会丢失很多食物中的微量元素、维生素和膳食纤维。若人体缺少这些必需的物质,会带来很多疾病,加重肝脏和肾脏的负担,久而久之,肝肾功能就会受到影响。因此糖尿病患者要谨记食物宜粗不宜精,应在主食定量范围内尽可能多吃些粗杂粮、麦麸、及豆类。粗粮含有丰富的膳食纤维,研究指出膳食纤维具有吸水性,能够改变食物在胃肠道传送时间,有效地防止血糖吸收过快,降低空腹血糖、餐后血糖以及改善糖耐量,因此主张糖尿病患者饮食中要增加膳食纤维的量。例如,燕麦的可溶性纤维可以增加胰岛素的敏感性,降低餐后血糖急剧升高,从而机体只需分泌较少的胰岛素就能维持代谢。另外,膳食纤维还有降低胆固醇、预防动脉硬化、防治便秘、防止糖尿病合并高脂血症及冠心病的作用。

4.细嚼慢咽少不了

细嚼慢咽,就是要求糖尿病患者在进食过程中不要粗嚼急咽、“囫囵吞式”。这是因为“细嚼慢咽”的吃饭习惯可以大幅度提高食物的吸收比例,身体吸收了充分的营养,食欲自然降低,从而使饭量减小。另外,糖尿病患者的进食量有一定的限制,这对他们摄入的食物营养能否被充分吸收和利用的要求就更高。细嚼慢咽有助于消化道功能活动协调,胃肠蠕动进入活跃状态,促使小肠吸收大部分营养,更减少了食物的残渣,十分有益健康。

5.三餐定时定量

要控制好血糖,不论是服用还是注射药物,除了需要控制体重外,最基本的饮食原则是“定时定量”。不能盲目将三餐减为两餐吃。专家指出，盲目不吃或少吃有很大危害，因为糖是人体必要的营养成分，要保证足够的摄入量，如果缺乏葡萄糖，就会出现一系列不良后果，甚至会发生低血糖反应，危害更大。糖尿病患者更应注重“吃”，而不是不吃或少吃，要掌握正确的饮食习惯，选择营养合理的多样化食物，餐次安排要合理。

6. 科学应对饥饿感

由于糖尿病患者饮食具有限量、定时、清淡、少油等特点，使得许多患者在接受饮食控制的初级阶段或者一段时间内会有饥饿难忍的不适感觉。那么如何对付糖尿病患者饥饿感的发生？

首先，要从思想上充分认识饮食治疗的重要性，要有饮食治疗的信心。

其次，要坚持与忍耐，在饮食治疗中要知道在不影响营养基础上的饥饿感，通过一段时间的忍耐适应，是可以缓解的。只要不出现低血糖，就要坚持不改变饮食治疗方案和不额外进食。

另外，可适当增加低热量、高容积的蔬菜摄取量，如西红柿、菠菜、黄瓜、大白菜、油菜、豆芽、茄子、韭菜等，以延缓胃的排空，减轻饥饿感。条件允许的情况下，可以在控制总热量的前提下少食多餐。

7. 远离酒精

糖尿病患者不宜饮酒。酒精能够产生热量，但是酒精代谢并不需要胰岛素，且酒精本身也能刺激胰岛素的分泌，增强胰岛素的作用，因此少量饮酒是允许的。但是酒精的热量明显高于碳水化合物，除供给热量外，不含其他营养素，长期饮用会导致营养不良，并对肝脏不利，易引起高脂血症和脂肪肝，甚至肝硬化，所以还是不饮酒为宜。对于肥胖的糖尿病患者，饮酒还有增加体重之虞，这对患者是有很大危害的。此外，注射胰岛素或口服降血糖药的患者空腹饮酒易出现低血糖，有的患者服用降糖药后饮酒也易出现低血糖反应。

二、糖尿病患者的饮食误区

1. 饮食疗法即饥饿疗法

合理的饮食疗法可减轻胰岛β细胞的负担，使之得到恢复的机会，有利于控制血糖。轻症患者往往只需饮食治疗就能有效地控制血糖。

饮食疗法是因人而异控制饮食量，长期维持合理的饮食结构，而绝非饥饿或禁吃等强制性措施。那样只会使患者的生活质量下降，对生活失去信心，不利于血糖控制。所以，应避免使用“饮食控制”一类的说法，因为这容易使患者误解为饮食疗法就是严格地限制食物摄入量，甚至误认为糖尿病的饮食控制就是吃得越少越好。

2. 植物油多吃无妨

糖尿病患者都知道动物油多吃有害，要少吃动物油。但是却单纯认为植物油有好处，可以无所顾忌地吃。其实，植物油吃多了也是有害无益的，虽然植物油以不饱和脂肪酸为主，但无论动物油还是植物油都是脂肪，1 克植物油和 1 克动物油产生的能量都是 12.05 千焦(9 千卡)。专家指出，正常人每天植物油摄入量应在 20～25 克。糖尿病患者及有胰岛素抵抗综合征的患者每日植物油用量应限制在 20 克以下，但不低于 10 克。如果不控制植物油的摄入，就容易造成每日总能量超标，增加体重，甚至导致肥胖，并严重影响血糖。因此，无论是动物油还是植物油都要适量。不仅要注重类型，也要节制在量上，要明白适得其反的道理。

3. 喜欢喝稀粥

煮熟、煮烂的食物以及含水多的食物容易被消化吸收，血糖升高的速度也快。如进食稀粥后血糖升高的速度快，而进食米饭或玉米饼消化慢，其碳水化合物释放葡萄糖的速度也慢，所以，血糖升高的速度也慢。有人认为，喝稀粥如同喝糖水，所以血糖控制不好的糖尿病患者应改变喝稀粥的习惯。

4. 应该多吃豆制品

适量进食豆制品(豆汁、豆腐等)确实对健康大有好处。豆制品不含糖，并不是说它不会转化为糖，只是转化得较慢(大约需 3 小时)，最终也会转化为葡萄糖，导致血糖升高。特别是对于老年人和糖尿病病程较长者，若不注意，大量食用过多的植物蛋白质，会造成体内含氮废物过多，加重肾脏负担，使肾功能进一步减退。合并蛋白尿者最好禁食豆制品，尽量以鱼、禽等白色肉类为主。

5. 水果甜万万不能吃

很多患者提起水果就“谈虎色变”，自从患病后就不敢问津。其实有些水果含糖量比较低，如苹果、梨含糖10%～14%，西瓜含糖4%。水果可以吃，但要适量。对于那些餐后血糖低于10毫摩尔/升的患者来说，每日可以吃1个苹果或梨，但要放在两餐之间吃，并将水果的热量计算在总热量之内。如果进食水果量较大，则应从总饮食热量中扣除这部分热量。换言之，就是要少吃些主食。

6. 甜的食物一律拒之口外

其实自然界有很多甜的物质，如大家熟知的糖精就是一种甜度高而不被吸收的物质，此外，如甜叶菊、阿拉伯糖、木糖醇、果糖以及阿斯巴糖均可作为糖尿病患者食用的甜味剂。市场上出售的"无糖月饼""无糖酸奶"多以木糖醇作为添加剂。这些甜味剂可增加食品的甜度，但不增加食品的热量。不过这类食品中的面粉等其他成分仍可转化成葡萄糖，食用时应想到这一点，不可被"无糖"二字所迷惑。另外，阿斯巴糖又称蛋白糖，系两种氨基酸缩合而成，不能加热；木糖醇有通便之功效。

7. 副食含糖少，可以多吃

肉、蛋、鱼虽然含糖量不高，却富含蛋白质和脂肪，在体内也可转变成葡萄糖，此过程在糖尿病患者体内尤为活跃，因此多食也会升高血糖，只是比主食迟缓得多。因而专家建议，糖尿病患者早餐吃一个鸡蛋，睡前喝一袋奶，这样对于平衡昼夜之间的血糖是有益的。坚果类（如花生、瓜子、核桃、杏仁等）不含糖，所以成为很多患者的消遣食品，随时随地拿来品一品。但其含油脂高、热量大，100克该类食物可产生相当于200克主食所产生的热量。高热量的这类饮食会导致脂肪储备、体重增加，而且会转变成葡萄糖，因此应限制摄入。假如每天食15克花生米（约20粒），那么，炒菜时就应减少1汤匙油！

8. 限制饮水

糖尿病的典型症状中有多饮、多尿。部分患者认为多尿是多饮水造成的，多尿会带走糖分，加重肾脏负担。其实这种想法是错误的，多饮是大量的葡萄糖从尿中排出，发生渗透性利尿的结果。而口渴、多饮正是人体对高血糖及体内缺水的一种自我保护措施。糖尿病患者血糖水平较高，只有增加体内水分，提高排尿量，才能使糖分从尿液中排出体外。若糖尿病患者故意减少饮水量，严重失水而又得不到及时补充，会使血液变得黏稠，导致新陈代谢迟缓，体内许多的代谢废物无法清除，造成机体内环境紊乱，从而不利于控制血糖。故糖尿病患者只要没有心、肾源性疾病，就不要盲目限制饮水，每天进水量至少应达到1500毫升。

9.南瓜能治糖尿病，可多吃南瓜或南瓜制品

研究表明南瓜是一种治疗糖尿病的理想食物。南瓜含有丰富的果胶，果胶可以让我们免受粗糙食品的刺激，保护我们的胃肠道黏膜；另外，果胶在肠道内吸水后会形成一种凝胶状物质，延缓肠道对糖的吸收，降低餐后血糖。

此外，南瓜中含有丰富的微量元素钴，而钴是人体胰岛细胞合成胰岛素所必需的微量元素，能够促进胰岛素的分泌，从而降低血糖。所以说南瓜的确具有降糖作用，但把南瓜当药吃这一做法是错误的，将其作用过分夸大。

南瓜含糖量为4.5%，每100克南瓜产生的热量约为33.89千焦，糖尿病患者每天的总热量需要严格控制，若多吃南瓜或南瓜制品，血糖肯定会升高。如果无限量地吃南瓜，患者的血糖会越吃越高，严重者将诱发糖尿病的急性并发症。因此吃南瓜能治糖尿病的说法必须纠正。

10.糖尿病患者不能喝牛奶

有些患者认为牛奶里含糖，所以不敢喝牛奶。其实牛奶含糖量并不高，仅3.4%左右，只相当于菜花的含糖量，低于任何水果，对患者血糖影响不大。牛奶的营养成分很高，牛奶中的矿物质种类也非常丰富，除了我们所熟知的对维持糖尿病患者的钙平衡非常有益的钙以外，磷、铁、锌、铜、锰、钼的含量都很多。这些物质对机体物质与能量代谢可以起一定的调节作用。最难得的是，牛奶是人体钙的最佳来源，而且钙磷比例非常适当，利于钙的吸收。专家推荐：糖尿病患者可以适度喝低脂牛奶，可选择纯牛奶或AD强化奶，每天喝250～500毫升。

三、糖尿病患者外出饮食的注意事项

1.在饭店就餐的注意事项

（1）提前大致掌握食物的数量，做到心中有数。要限制食量，若餐馆提供的三餐分量大小不同，要选择最小的分量，或者重新做。

（2）掌握好食物替换的原则，避免摄食高能量、高脂肪、高糖的食品，应该

选择对糖尿病有益的蔬菜或水果拼盘，同时还要注意附加的调料。比如咸肉酱、果酱等可破坏糖尿病患者的营养平衡，因为它们能迅速增加一餐的热量和碳水化合物的含量。如果不确定菜肴中是否有加糖，要询问餐厅服务员。

(3)应尽可能保持原有的饮食习惯和进餐时间，按时吃饭，千万不要放松。如果是聚会，应尽量把时间安排在自己平时就餐的时间，并避免等待过长的时间，或者避免繁忙的餐厅。若不能在规定的时间吃饭，可以食用其他东西缓解一下饥饿，如一些水果或淀粉类食物。

(4)最好选用清汤，不宜选用淀粉多的稠汤，避免食用淀粉多或裹了面粉与面包渣的食品，必要时可减少相应的主食量。

2.节假日外出就餐的注意事项

(1)少量多餐，绝不可暴饮暴食。暴饮暴食不仅会使血糖升高，甚至可能导致急性并发症。糖尿病患者要合理控制总热量，每日膳食应按自身需要控制总热量。

(2)应选少油、少盐且清淡的食品。不可认为大油大肉炒的菜，只吃菜就没关系，其实菜中的油也不少，可以选用一些凉拌菜。

(3)注意饮食卫生，不食用不清洁、不干净的食物。

(4)避免高糖、高脂肪的食品，降低脂肪的摄入量，少吃猪油、奶油等，提倡多吃高纤维素、低脂肪的食物，比如蔬菜。

(5)不饮酒，或饮用少量红酒，但绝不可空腹饮酒。因为酒精能增加空腹热量的消耗，容易引起低血糖反应。另外，醉酒往往能掩盖低血糖的表现，不易被发现，非常危险。而且过量饮酒增加糖尿病并发症的发生危险，如神经系统和眼底的损害。

(6)可适量增加优质蛋白质食品，如鱼类。此外，鱼还富含硒元素。微量元素硒能明显促进细胞摄取糖的功能，具有与胰岛相同的调节糖代谢的生理活性。

3.外出旅游进餐的注意事项

(1)外出旅游时，应带足药量，不可中断治疗，应保证按时用药和进餐。

(2)注意防止因增加运动量发生低血糖反应，应准备好糖果、巧克力等，并放在随身携带的手提包内。若发生心慌、出汗、乏力等情况时，有低血糖的可能，应及时进食糖果及饼干等。

（3）尽量不吃煎、炸、烤的食品，因为通过油煎炸过的食物，脂肪含量较高。

（4）尽量饮用矿泉水，少用或不用饮料，准备好足量的水，口渴时及时饮水，以防高渗性昏迷的发生。

（5）要严格注意旅游期间的饮食卫生，如发生胃肠炎症状应立即停用口服降糖药物或胰岛素，及时检测血糖、酮体以指导用药，并补充足够的液体，持续呕吐不止者应就地诊治。

（6）外出旅游时，要时刻谨记按时进餐的重要性。

四、糖尿病患者的红灯食品

糖尿病的红灯食品是指糖分含量高或淀粉含量高的食物，也指一些精加工的食物，不适合糖尿病患者的食物。主要有各种糖、所有的含糖零食、所有的含精制淀粉零食（细面包、饼干、薯片等）、各种果脯、水果罐头、丸子（含淀粉）、香肠、午餐肉、叉烧肉、肉松（含糖）、其他加工包装含肉食品（含糖或淀粉）、氢化油（人造黄油、起酥油）、各种含糖豆制品、甜奶油、甜奶粉、果料酸奶、代乳粉、麦乳精、各类精制米面食品、粉丝、精制淀粉类食品、含糖饮料、各种含糖调料、各种糖果、各种糕点、冰淇淋、果酱、加工蜂蜜、味精、鸡精、糖精、色素、防腐剂等。

五、会吃水产及肉类

1. 水产鱼类

鱼类的营养丰富，且老少皆宜，比禽肉类提供更多的营养素。

蛋白质：鱼肉蛋白质利用率高达 90％，氨基酸组成较平衡，但色氨酸含量偏低。鱼肉含水分多，肌肉纤维短细，比畜肉细嫩，更易消化吸收。

脂肪：为 1％～10％，平均 1％～3％，呈不均匀分布，主要存在于皮下和脏器周围，肌肉组织中含量甚少。不同鱼种脂肪含量差异很大，如银鱼、鳕鱼脂肪量在 1％以下，而河鳗脂肪量高达 28.4％。鱼类脂肪大部分呈液态，熔点较低，其中不饱和脂肪酸占 80％，消化率为 95％，鱼油含有 1～6 个不饱和双键，故易氧化酸败。每 100 克鱼肉含胆固醇约 100 毫克。近年来国外研究利用海产鱼脂肪中的多不饱和脂肪酸来防治动脉粥样硬化，取得了一定效果。

维生素：鱼类富含维生素 B_2（核黄素）和烟酸（尼克酸）。有些生鱼体内含有硫胺素酶。新鲜鱼如不及时加工烹调处理，维生素 B_1（硫胺素）容易被破坏。鱼类肝脏的维生素 A 和维生素 D 含量丰富，其中维生素 A 性质活泼，其分子结构中有 6 个不饱和双键，易被氧化失活，故新鲜鱼必须及时加工处理。

(1)牡蛎：牡蛎被称为“海中牛奶”。牡蛎的营养价值高，蛋白质、脂肪以及钾、钠等矿物质的含量极为丰富。牡蛎中含有的牛磺酸、二十二碳六烯酸（DHA）、二十八碳亚烯酸（EPA）是智力发育所需的重要营养素。另外，药理学试验研究表明，牡蛎壳可增加体内的含锌量，提高机体的锌镉比例，有助于改善和防治高血压，起到护脑、健脑的功效。牡蛎中肝糖原含量高，肝糖原作为人体主要能量来源的葡萄糖，在体内是以糖原的形式储存在肝脏和肌肉当中，在体力不足和疲劳时可以分解后加以利用。

营养成分　蛋白质 5.3 克/100 克，脂肪 2.1 克/100 克，碳水化合物 8.2 克/100 克，热量 305.6 千焦。

降糖贴士　牡蛎中含有丰富的锌，可以与胰岛素形成复合物，从而调节和延长胰岛素的降血糖作用。牡蛎中高含量的锌，食用后可增加胰岛素的敏感性，辅助治疗糖尿病。

烹调要领　可炒食，也可做成牡蛎汤。

食用宜忌　牡蛎适宜体质虚脱的儿童，对阴虚烦热、失眠、心神不安等症状疗效较好。癌症患者及放疗、化疗期间适宜食用。牡蛎另有美容的作用，因此爱美的女士可以多服用。

每日适宜量　每天 2～3 个为宜。

推荐食谱　牡蛎炖甲鱼：牡蛎 50 克，甲鱼 400 克，熟地黄 20 克，黄酒、姜片、盐、味精各适量。牡蛎肉洗净切片，甲鱼去壳，洗净切块，熟地黄切片，三者同时放入锅中，加入适量水烧开，配以黄酒、姜片，文火炖至酥烂，去熟地黄，加入盐、味精即可。

特别提示　牡蛎应选择体大而肥满、颜色淡黄、光泽新鲜、大小均匀的。轻摇牡蛎，如果感觉沉甸甸的，没有动静，说明是好的、活的。相反，如果里面空洞、有动静，说明牡蛎壳中空或牡蛎已死。牡蛎现买现吃口感最好，储存的会降低口感。

(2)黄鳝:我国民间素有“夏吃一条鳝,冬吃一枝参”的说法。黄鳝也叫鳝鱼,营养价值丰富,其中钙、铁含量在淡水鱼中居首位。鳝鱼中含有丰富的维生素A,可增进视力,促进皮膜的新陈代谢。鳝鱼中二十二碳六烯酸(DHA)和二十八碳亚烯酸(EPA)的含量也非常丰富的,这两种物质既是构成人体各个器官组织细胞膜的主要成分,也是脑细胞不可缺少的营养成分。另据研究资料显示,经常摄入卵磷脂,可以提高20%的记忆力,因此常吃鳝鱼对补脑益智有非常好的功效。

营养成分　蛋白质18克/100克,脂肪1.4克/100克,碳水化合物1.2克/100克,热量372.5千焦。

降糖贴士　鳝鱼中含有的“黄鳝鱼素”对降低血糖具有显著的功能,故对糖尿病患者有较好的治疗作用。加上所含脂肪极少,因此是糖尿病患者理想的选择。

烹调要领　鳝鱼可煮汤,也可与青椒搭配炒食。

食用宜忌　鳝鱼适合身体虚弱、气血不足、营养不良的人食用。高脂血症、冠心病、动脉硬化者亦可食用。热盛及外感热病患者一般不宜食用,以防热上加热。鳝鱼含有组胺,死后会产生有毒物质,所以已死的鳝鱼不能吃。鳝鱼虽好,但不能食之过量,否则容易导致消化不良。

每日适宜量　每天50克为宜。

推荐食谱　苦瓜鲤鱼汤:苦瓜300克,鳝鱼200克,盐、葱、姜各适量。苦瓜去瓤洗净切片,黄鳝去内脏洗净。一并放入锅中,加水以文火煎煮至鳝鱼烂熟,加入以上调料即可。

特别提示　购买时应挑选肥大的、体色为灰黄色的活鳝,灰褐色的不宜买。鳝鱼是靠喉部的表面微细血管直接吸取空气,所以我们要使鳝鱼鲜活,必须使它保持湿润,并存放在阴凉的地方。

(3)鲤鱼:鲤鱼含有丰富的蛋白质、脂肪、多种氨基酸、维生素以及钙、磷、铁等微量元素。在秋冬季节里,补益身体的最佳选择之一就是鲤鱼。鲤鱼肉中含有丰富的多不饱和脂肪酸,这种物质能够降低血清总胆固醇、甘油三酯的浓度,提高高密度脂蛋白胆固醇水平,并能控制血小板聚集,延缓血栓和动脉粥样硬化的形成，对心脑血管疾病有一定的防治作用。

营养成分　蛋白质17.6克/100克，脂肪4.1克/100克，碳水化合物0.5克/100克，热量456.3千焦。

降糖贴士　鲤鱼中富含镁，能有效预防糖尿病并发的高脂血症和心血管疾病的发生。

烹调要领　鲤鱼经红烧、清蒸，或者和豆腐一起入锅炖汤，对改善糖尿病的多种并发症症状有良好功效。

食用宜忌　鲤鱼有滋补、健胃、利水、催乳的功效。适宜肾炎水肿、黄疸肝炎、肝硬化腹水等症；亦适宜妇女妊娠水肿、产后缺乳等症。

每日适宜量　每天80克为宜。

推荐食谱　鲤鱼芡实汤：鲤鱼250克，芡实30克，盐、味精各适量。芡实洗净，加入清水适量，待煮20分钟后，与去磷、腮、内脏的鲤鱼同煮，待鱼熟烂后，加入盐、味精等调料即可。

特别提示　鲤鱼以鲜活的为佳。一般在市场购鱼时，漂浮在水面上的鱼，品质最差。鲤鱼是淡水鱼，可能会有土腥味，买回家后放清水中养2～3天，可有效去除土腥味。

(4)鳕鱼：鳕鱼中镁元素含量丰富，对心血管系统有很好的保护作用，同时可防止游离钙沉积在血管壁上，有利于预防高血压、心肌梗死等心血管病。另外，鳕鱼中含有多不饱和脂肪酸，这种物质对大脑有益，有利于促进大脑发育、增强智力和记忆力。故鳕鱼非常适合儿童食用。

营养成分　蛋白质20.4克/100克，脂肪0.5克/100克，碳水化合物0.5克/100克，热量368.4千焦。

降糖贴士　二十二碳六烯酸(DHA)和二十八碳亚烯酸(EPA)被称为脑白金，大部分鱼类都含有这两种物质。鳕鱼亦然，这两种物质可以降低血液中的胆固醇、甘油三酯和低密度脂蛋白的含量，能有效降低糖尿病性脑血管疾病的发病率。

烹调要领　鳕鱼可清蒸或煮汤。

食用宜忌　鳕鱼对大部分人都适宜，它营养价值高，易于吸收，并含有利于促进儿童发育的各种氨基酸，因此更是非常适合儿童食用。

每日适宜量　每天 80 克为宜。

推荐食谱　鳕鱼汤：鳕鱼 100 克，生牡蛎 200 克，白菜叶 2 张，葱、盐、酱油、蒜末、生姜末、辣椒面各适量。将鳕鱼洗净，除内脏后切成 5 厘米左右的块儿。生牡蛎用盐水洗净，放在盆里。将白菜叶秆切成 4 厘米大小，葱也切成同样大小。将鳕鱼头和尾放在平锅里，加水煮入味后捞取。在煮鳕鱼的汤里放鳕鱼块儿和白菜，并加入所有佐料，等煮熟时把生牡蛎和葱放进去。牡蛎熟后，调味出锅即成。

特别提示　一般情况下，我们在超市中所见到的都是冷冻的鳕鱼或鳕鱼块，要注意鉴别优劣，看外观的话，鱼肉的颜色洁白，肉上面没有那种特别粗特别明显的红线，鱼鳞非常密，是一片压一片生长的；解冻以后摸鱼皮，有很光滑像有一层黏液膜一样的手感——这样的是优质的鳕鱼。

(5)金枪鱼：金枪鱼肉脂肪低、热量低，还含有优质蛋白质和其他营养素。常吃金枪鱼，不但可以保持身材，还能平衡身体所需要的营养。此外，金枪鱼中的蛋白质、二十八碳亚烯酸(EPA)、牛磺酸均有降低胆固醇的功效，经常食用，可以有效地减少血液中的坏胆固醇，增加好胆固醇，从而预防因胆固醇含量高而引起的疾病。金枪鱼中还富含二十二碳六烯酸(DHA)，可以增强记忆力，宜于脑细胞生长，对儿童来说，是不错的增强智力的食物，对老年人来说，可预防老年痴呆症。

营养成分　热量 414.4 千焦，蛋白质 23.5 克/100 克，脂肪 0.6 克/100 克。

降糖贴士　金枪鱼中含有丰富的 ω-3 脂肪酸，这种物质能够改善胰岛功能，增强人体对糖的分解、利用能力，维持糖代谢的正常状态，非常适合糖尿病患者。

烹调要诀　金枪鱼的吃法很多，可以单独烹调，也可与其他蔬菜搭配，亦可经过特殊处理制作成鱼肉松。

食用宜忌　一般人均可食用，尤其适合心脑血管疾病患者。对于想美颜轻体的女性，也是不错的食材。

每日适宜量　每天 50 克为宜。

推荐食谱　金枪鱼烧马蹄：金枪鱼罐头 1 盒，荸荠 10 个，胡萝卜 1 根，芹菜半棵，香菇 3 朵，食用油适量。先将荸荠、胡萝卜洗净削皮，芹菜去老筋，鲜香菇洗净。将荸荠、胡萝卜、芹菜、鲜香菇分别切成小丁。金枪鱼罐头打开备用；热锅倒油，油热后先将胡萝卜和香菇入锅翻炒，然后放入荸荠、芹菜，并倒入金枪鱼罐头中的汤汁，继续翻炒；出锅前放入金枪鱼肉翻炒均匀即可。

特别提示 我们见到的金枪鱼都是冷冻的，从冻结的冰块上看，个体间应容易分离，表面无干耗和脂肪氧化，无成片血点，无肌肉淤血。解冻后有油感，无干耗和脂肪氧化，无成片血点。呈现金枪鱼的特有色泽。具有鱼种特有气味，无异味。肌肉组织纤维清晰，有弹性性，无液化的脂肪斑点，无轻微突刺的触摸异常感觉。无外来杂质，无骨刺。这样的鱼是质量比较好的。

(6)鲫鱼：鲫鱼柔嫩味美，蛋白质含量高，被人们所喜欢，尤其是产妇，恐怕没有几个没吃过鲫鱼的。鲫鱼含有较多的钙、磷、铁等矿物质和多种维生素，有很高的营养价值。因为其中含有动物蛋白质和不饱和脂肪酸，常吃鲫鱼不仅能健身，还有助于降低血压和血脂。

营养成分 热量 452.1 千焦，蛋白质 17.1 克/100 克，脂肪 2.7 克/100 克，碳水化合物 3.8 克/100 克。

降糖贴士 鲫鱼中所含的蛋白质优质且齐全，易被人体消化吸收，对糖尿病、高血压等慢性病患者而言，是滋补身体的好食材。

烹调要诀 鲫鱼清蒸或熬汤营养都非常丰富。在熬汤时，要注意先将鲫鱼放在油锅中稍煎，两面煎出淡黄色，再煮汤。

食用宜忌 鲫鱼的鱼子含有较高的胆固醇，糖尿病患者不宜食用。此外，皮肤病身上有伤口的患者不宜食，因为鲫鱼为发物，会加重病情。

每日适宜量 每天 80 克为宜。

推荐食谱 鲫鱼豆腐汤：鲫鱼 250 克，豆腐 200 克，料酒、葱、姜、蒜、食盐、食用油各适量。先将鲫鱼收拾干净，在鱼身上两边各划 3 刀，用少量盐涂抹均匀，撒上少量料酒，蒜切片备用。锅置火上，倒入适量食用油，放入鲫鱼煎炸，两面分别成淡黄色即可。然后将豆腐切块，葱姜蒜切细备用。锅中倒入 2 碗水，将调料一并放入。武火烧开，汤汁变白时加入豆腐，文火慢炖。炖到汤汁浓稠，加少量盐就可以了。

特别提示 要选择眼睛略凸出、眼球黑白分明的鲫鱼，这样是非常新鲜的。

2. 肉蛋类

肉蛋类是我们日常生活中最常吃的食物，也是生长发育所需营养素的最佳提供者。

其中肉类的营养素包括：

蛋白质　畜肉含蛋白质10%～20%，主要有肌球蛋白、肌红蛋白和球蛋白等。这些蛋白质均属于完全蛋白质，大部分存在于肌肉组织中。存在于结缔组织中的间质蛋白，如胶原蛋白和弹性蛋白，由于色氨酸、酪氨酸、甲硫氨酸等含量很少，故属于不完全蛋白质。

畜肉中的脂肪含量因动物品种、年龄、肥瘦程度、取样部位等不同而有较大差异，一般在10%～90%，平均含量10%～30%。畜肉脂肪以饱和脂肪酸为主，由硬脂酸、软脂酸和油酸等组成，熔点较高。

碳水化合物：以糖原的形式存在于肌肉和肝脏之中，含量很少，且各种动物间差异较大。

蛋类是人们普遍食用的营养价值很高的食品，也是广泛应用的烹饪原料，它在我国人民的膳食中占有极重要的地位。蛋类的营养素包括：

蛋白质：蛋白质在蛋类的含量在13%～15%，蛋黄(15.2%)比蛋清(11.6%)含量多，蛋黄主要是卵黄磷蛋白。

脂肪：蛋类中的脂肪含量占9%～15%，主要集中在蛋黄中，其含量约30%，蛋清中含量甚微。蛋类脂肪呈乳融状，在常温下呈液态，易被人体消化吸收。

矿物质：蛋类所含矿物质主要存在于蛋壳中，其次在蛋黄中(如磷、镁、钙、铁、锌、硒等)，蛋黄中铁和硒的含量都比较丰富。

(1)鸡肉：鸡肉味道鲜美，经常被用来滋补身体。研究发现，喝鸡汤可防治感冒。鸡肉中含有人体必需的多种氨基酸，营养丰富，能提高对感冒的免疫力。鸡肉中含有特殊的化学物质，对增强鼻咽部血液循环和鼻腔黏液分泌有很好的功效。此外，对于爱美又想享受美味的女孩子来说，鸡肉可是首选。鸡肉低脂肪、低热量，肉质爽滑香嫩，不会增肥，还能提供人体必需的营养物质。

营养成分　热量699千焦，蛋白质19.3克/100克，脂肪9.4克/100克，

碳水化合物 1.3 克/100 克

降糖贴士　鸡肉中的蛋白质很多，对于身体虚弱的糖尿病患者而言，具有不错的补益作用。

烹调要诀　鸡肉可熬汤、烹调、炖制，或与其他蔬菜一起做成美味佳肴。在制作鸡肉的过程中，要注意把鸡屁股切掉，把黏附在鸡身体里的血块去除干净，不论怎么制作，都要先放在水里烫透，然后在炒、炸之前，用酱油、料酒腌一下。经过这样几个环节的处理，做出来的鸡肉才没有腥味。

食用宜忌　鸡汤中含有比较多的脂肪，会使血中胆固醇升高，容易引起动脉硬化、冠心病，导致血压升高，对高血压患者有一定影响。痛风患者不宜喝鸡汤，因为含有较多嘌呤，会加重病情。由于鸡肉中的水分比较多，因此不宜久放，买来的生鸡最好在 2 天内吃完。

每日适宜量　每天 100 克为宜。

推荐食谱　青椒炒鸡丝：鸡脯肉 200 克，青椒 150 克，鸡蛋 50 克，大葱、姜、盐、料酒、味精、淀粉、植物油各适量。先将鸡脯肉切丝，加鸡蛋、淀粉抓均匀；青椒洗净切细丝；炒勺放火上，放适量油烧至二三成热时放入鸡丝滑透，倒入漏勺内；勺内留底油，放入葱、姜炒出味，放入青椒丝翻炒，加料酒、盐再倒入鸡丝，加味精调好口味，淋少许明油出勺即成。

特别提示　现在基本上买不到现杀的鸡，因此，选择新鲜的鸡也是我们要注意的。一般来说，新鲜鸡肉的肉质排列紧密，颜色呈干净的粉红色且有光泽，皮呈米色，有光泽和张力，毛囊突出。对于肉和皮的表面比较干或者含水较多、脂肪稀松的鸡肉，不要挑选。有人以为鸡骨周围发黑是意味着鸡肉变质。其实不是，在烹饪鸡肉时，从骨头中会渗出含铁的黑色营养素，可以放心食用。但是鸡肉很容易变质，买后要尽快食用。

（2）兔肉：兔肉肉质细嫩，营养丰富，有“荤中之素”的美称。兔肉具有高蛋白质、低胆固醇的特点。兔肉富含卵磷脂，有保护血管、预防动脉硬化的功效。

营养成分　热量 420 千焦，蛋白质 19.7 克/100 克，脂肪 2.2 克/100 克，碳水化合物 0.9 克/100 克。

降糖贴士　兔肉高蛋白质、低脂肪、低胆固醇，非常适合控制脂肪和热量的肥胖型糖尿病患者。

烹调要诀　兔肉可炖煮，也可与青菜搭配。譬如与莴笋搭配，就具有健脾调胃、补气、清热去火的功效，适合因肥胖而不敢食肉类的糖尿病患者。

食用宜忌　兔肉性凉，对于爱上火的人来说，是不错的去火肉食。兔肉不宜在冬天食用，有四肢冰冷等阳虚症状的人慎食。有人在烹饪兔肉时，喜欢在里面加入一些姜片作为配料，其实这是不科学的。兔肉性寒凉，姜辛辣性热，两种性味正好相反，放在一起烹饪食用后容易导致腹泻。

每日适宜量　每天80克为宜。

推荐食谱　红烧兔肉：新鲜兔肉500克，花生油、大葱、香葱、蒜瓣、花椒、大料、料酒、盐、花椒、白糖、香醋、水淀粉、芝麻油、味精、酱油各适量。将兔肉切成4厘米见方的中块，入盆，加水浸泡半小时，去其草腥和红浆用开水焯烫一下，洗净，控干水分，入碗，加入酱油、精盐、料酒拌匀，腌渍入味。炒锅烧热，放入花生油，烧至四成热，将腌制好的兔肉分三次投入油锅中，炸呈红色，捞出，原锅油倒出。炒锅留少许底油，入花椒、大料、葱段，倒入炒好的兔肉块，加大料、料酒、白糖、盐、酱油、香醋，放鸡汤，烧沸后加入味精，调好口味，改文火烧至酥烂，烧到余油少许汤汁时，改武火，加水淀粉勾浓芡，淋芝麻油，出锅即可。

特别提示　用手指按压一下，凹陷下去能够恢复原状的是好兔肉，而凹陷恢复慢，或者不能够完全恢复原状的肉质量要差一些。兔肉可冷藏储存，温度越低，保存期越长。

(3)牛肉：由于牛肉蛋白质含量高，而脂肪含量低，所以味道鲜美，受人喜爱，享有“肉中骄子”之美称。牛肉有补中益气、滋养脾胃、强健筋骨、化痰熄风、止渴止涎之功效，适宜中气下陷、气短体虚、筋骨酸软、贫血久病及面黄目眩之人食用。加红枣炖服，则有助肌肉生长和促进伤口愈合之功。

现代医学研究认为，若摄入过多的牛肉蛋白质和脂肪，其中的恶臭乙醛会诱发肠癌，特别易诱发结肠癌。这种恶臭乙醛广泛存在于猪肉、鸡肉、鱼肉和牛肉之中，但牛肉中含量最高。专家们还发现，红肉的脂肪也是前列腺癌及心脏病的致病因素之一，但小牛肉除外。他们建议，一周吃一次红肉即可，不可食之过多。另外，牛脂肪更应少食为妙，否则会增加体内胆固醇和脂肪的积累量。

营养成分　热量 523.2 千焦，蛋白质 19.9 克/100 克，脂肪 4.2 克/100 克，碳水化合物 2.0 克/100 克。

降糖贴士　牛肉中锌含量很高，锌除了支持蛋白质的合成、增强肌肉力量外，还可以提高胰岛素合成的效率。牛肉中的硒也可促进胰岛素的合成，因此适量吃牛肉对控制血糖也会起到一定的作用。

烹调要诀　牛肉的食用方法很多，如炒、爆、氽牛肉，可选购上脑、外脊和里脊部位的嫩牛肉；如想酱、烧、卤牛肉，可选购肉质较老的牛肉，包括腱子肉和尾根肉等；如用以制作肉馅或炖汤，可选购肥瘦兼备的脖子和腩腹等处的牛肉。

食用宜忌　牛肉是一种发物，对于疮毒、湿疹、瘙痒等皮肤病患者应忌食，而患有肝炎、肾炎者应慎食，以免使病情加重或复发。牛肉的肌肉纤维较粗糙，不易消化，含有很高的胆固醇和脂肪，因此不宜常吃，每周一次即可。

每日适宜量　每天 80 克为宜。

推荐食谱　西红柿牛肉：西红柿 150 克，牛肉 100 克，卷心菜 150 克，料酒适量。将西红柿、卷心菜、牛肉分别洗净，西红柿切方块，卷心菜、牛肉切薄片。将牛肉放入锅中，加清水没过牛肉，用武火煮沸，撇去浮沫，调入料酒，烧至牛肉快熟的时候，加入西红柿、卷心菜，炖至片刻，即可食用。

特别提示　应选购刚切开的牛肉，其标准在于肉的颜色。牛肉尚未与空气接触而氧化的新鲜肉色是略带暗红色，切成片之后，会因若干程度的氧化而使颜色变得鲜红。而肉色重叠的部分如果呈现较暗的颜色，则可证明是尚未氧化的牛肉。如果呈现晦暗颜色，且发出腐臭的味道，表示已经因腐败而变色，切勿使用。

同时，颜色的深浅与肉的部位及牛的年龄也有关。颜色深表示该部位的运动量多，即肉质较为坚硬，也是由于含有多量铁分及热量。例如小牛的运动量较少，其肉的颜色就较淡且柔嫩。大部分的牛肉可在冰箱冷藏室内保存 3 天，绞好的肉馅则应在 2 天内吃完。

(4)驴肉：驴肉性平味甘，在民间有“天上龙肉，地下驴肉”之说，以此来形容驴肉的美味。驴肉细嫩味美，远非牛羊肉可比，不过驴肉的市场需求量较小，因此不太易于购买。驴肉是一种高蛋白质、低脂肪、低胆固醇肉类。中医学认为，驴肉性味甘凉，有补气养血、滋阴壮阳、除烦功效。驴肉中不饱和脂肪酸含量丰富，尤其是亚油酸、亚麻酸的含量远远高于猪肉、牛肉，胆固醇的含量则低于牛肉和猪肉。所以对糖尿病合并动脉硬化、冠心病、高血压患者有良好的保健功效。

营养成分　热量 485.6 千焦，蛋白质 21.5 克/100 克，脂肪 3.2 克/100 克，碳水化合物 0.4 克/100 克。

降糖贴士　驴肉中氨基酸含量丰富，且构成比较全面，能营养胰岛细胞，改善胰腺功能，促进胰岛素的分泌，调节血糖水平。

烹调要诀　驴肉多做卤菜凉拌食用，也可配以素菜烧、炖和煮汤。用驴肉做菜时，可用少量苏打水调和，这样可以去除驴肉的腥味。制作驴肉时，可配些蒜汁、姜片，既能杀菌，又可除味。

食用宜忌　一般人均可食用，身体瘦弱者尤宜。平素脾胃虚寒，有慢性肠炎、腹泻者忌食。吃驴肉时忌饮荆芥茶。

每日适宜量　每天 80 克为宜。

推荐食谱　砂锅驴肉：驴肉 300 克，白菜 400 克，冻豆腐 200 克，韭菜花 15 克，腐乳 20 克，盐、味精、料酒、大葱、香菜、辣椒油各适量。先将驴肉切片；白菜、冻豆腐切条片，用开水焯一下；酱豆腐加开水研开调成腐乳汁；葱切末，香菜切末；取砂锅一只用白菜头、冻豆腐垫底，把切好的驴肉整齐地码成，加入奶汤，上火炖开；加入盐、味精、料酒，转微火煮 30 分钟左右；将葱花、酱豆腐汁、葱末、香菜末、辣椒油分装小碗内备用；肉盛入碗内，按个人需要加入调料即可。

特别提示　挑选熟驴肉先要看包装，包装应密封、无破损、无胀袋，注意熟肉制品的色泽，尽量不要挑选色泽太艳的食品，因为色泽太艳可能是人为加入的合成色素或发色剂亚硝酸盐造成的。

(5)鸡蛋：鸡蛋是一种营养丰富，价格相对低廉的常用食品。它的食用对象极为广泛，从几个月的婴儿到上年纪的老人，都适宜吃鸡蛋。蛋被认为是一种完全食品。其蛋白质对人体而言是一种理想的氨基酸，尤其是含有大豆中所缺乏的蛋氨酸，对于恢复肝脏功能及促进毛发的增长，很有效果。此外，帮助蛋白质代谢的 B 族维生素的含量比肉类多出 3 倍。蛋黄中含有丰富的卵磷脂，除了可抑制胆固醇生成之外，也有使脑部及神经系统的功能趋于活泼的效果。所以对于需要靠记忆力或集中力的人而言，蛋是不可缺少的重要食品。

现代医学有关专家认为，老年高血压、高脂血症和冠心病患者，可以少量食用鸡蛋，以每天不超过一个为宜，这样既可补充优质蛋白质，又不至于增加血脂水平，还有助于延缓衰老。蛋黄中含铁较高，含卵磷脂也较高，对婴幼儿和妇女均极为有用。

营养成分　热量 598.6 千焦，蛋白质 12.2 克/100 克，脂肪 10.0 克/100 克。

降糖贴士　鸡蛋中含有较多维生素 B_2，可以防治由高血糖引起的周围神经病变和眼部病变。

烹调要诀　鸡蛋的烹调方法有很多，如炒、煮、煎、蒸等。与其他蔬菜相配，可做成无数花样的菜肴，如茶叶蛋、虎皮蛋、西红柿鸡蛋汤、韭菜炒鸡蛋、虾仁涨蛋、鸡蛋炒米饭、烧酥蛋、煎荷包鸡蛋、烩蛋饺、肉末炖蛋、糟鸡蛋、熘松花蛋等。

食用宜忌　患有高热、腹泻、肝炎、肾炎、胆囊炎和胆石症的人应忌食或少食鸡蛋。这是因为高蛋白质会影响食欲，增加肝脏负担，不利于泌尿系统的新陈代谢。不宜生吃鸡蛋，因为会影响人体对生物素的吸收，且有感染病菌的危险。鸡蛋不宜煮得太老，因为会使蛋白结构变硬，食用后难以消化，易在胃中产生气体，出现打嗝、烦躁等不安情绪；多吃油炸鸡蛋后也易出现消化不良现象，同时蛋白质遭受损失较大。变质发臭、发黑的鸡蛋不能食用。古人认为，鸡蛋忌与甲鱼同食。

每日适宜量　每天 1 个为宜。

推荐食谱　韭菜炒鸡蛋：韭菜 500 克，鸡蛋 4 个，盐、料酒、植物油适量。将韭菜洗净，控干水分，切成段；鸡蛋打入碗中，加入料酒、盐搅拌均匀。炒锅置于火上，加入植物油，烧至五六成热，倒入韭菜煸炒，待韭菜半生，迅速倒入鸡蛋翻炒，蛋液凝固至熟，即可食用。

链接阅读——鸡蛋的营养吃法　鸡蛋吃法多种多样，就营养的吸收和消化率来讲，煮蛋为 100%，炒蛋为 97%，嫩炸为 98%，老炸为 81.1%，沸水、牛奶冲蛋为 92.5%，生吃为 30%～50%。可见，煮鸡蛋是最佳吃法，但要注意细嚼慢咽，否则会影响消化和吸收。不过，对儿童和老人来说，还是蒸蛋羹、蛋花汤最适合，因为这两种做法能使蛋白质松解，极易被消化和吸收。鸡蛋中维生素 C 含量不高，所以吃鸡蛋时最好辅以适量的蔬菜。

特别提示　用手指捏着鸡蛋摇晃，没有声音的是鲜蛋，有晃荡声音的是坏蛋。将鸡蛋对光观察，好鸡蛋蛋白清晰，呈半透明状态，一头有个小空室，坏鸡蛋蛋白呈灰暗色，空室较大。

六、常用药膳降糖验方

有关介绍中医食疗药膳降糖的验方和书籍有很多，这里收集了一些常用的食疗药膳降糖的验方，供糖尿病患者在日常饮食中参考。

1. 清蒸茶鲫鱼

【功效】补虚，止烦消渴。适用于糖尿病口渴，多饮不止以及热病伤阴者。

【原料】鲫鱼 500 克，绿茶 10 克。

【制作】将鲫鱼去鳃、内脏，洗净，腹内装满绿茶，放入盘中，不加盐，上蒸锅清蒸，熟透即可食用。

【用法】每日 1 次，淡食鱼肉。

2. 茯苓猪骨汤

【功效】健脾气，利水湿，补阴益髓。

【原料】猪脊骨 500 克，茯苓 50～100 克。

【制作】将猪脊骨加适量水熬成 3 碗，去骨及浮油，入茯苓，再煎至 2 碗即成。

【用法】分 2 次服完。

3. 菠菜瘦肉粥

【功效】清热除烦，养阴生津。

【原料】菠菜 250 克，粳米、猪里脊肉各 50 克，葱、姜、盐、食用油各适量。

【制作】将菠菜洗净，切成细末备用；葱、姜切丝备用；猪里脊肉去筋膜，切成小丁，放入热油锅中稍加煸炒，盛起备用；粳米加冷水 1 200 毫升，用旺火煮开，然后改小火煮至米粒软，放入肉丁煮熟；再将姜丝、葱丝、盐放入肉粥中调好味，最后放入菠菜煮熟即可。

【用法】温服，每次不宜服食过多。

4. 山药炖猪肚

【功效】滋养肺肾。适用于消渴多尿者。

【原料】猪肚、山药各适量。

【制作】先将猪肚煮熟，再入山药同炖至烂，稍加盐调味。

【用法】空腹食用，每日服 1 次。

5. 沙参玉竹煲老鸭

【功效】清热润肺，生津止渴，化痰益气。

【原料】沙参 30～50 克，玉竹 30 克，老雄鸭 1 只，葱、姜、盐各少许。

【制作】将鸭宰好，去毛、内脏，洗净，切块连同沙参一起放入锅内，加清水适量和葱、姜、盐少许，焖至肉熟。

【用法】食肉饮汤，随量服食。

6. 消渴饮

【功效】清热润肺，生津止渴。

【原料】鲜冬瓜皮、西瓜皮各 15 克，天花粉 12 克。

【制作】将瓜皮洗净、切薄片，天花粉捣碎，加水煎煮。

【用法】温服。

7. 玉米须瘦肉汤

【功能】补虚清热，生津止渴。

【原料】玉米须 30 克，猪瘦肉 100 克，盐适量。

【制作】将猪肉洗净，与玉米须一同放入砂锅中，加水煎煮，煮沸后改用文火煮至肉熟烂即可食用。

【用法】饮汤食肉。

8. 苦瓜焖鸡翅

【功效】清热解毒，生津止渴。

【原料】苦瓜 250 克，鸡翅 1 对，姜汁、黄酒、调味料和花生油各少许。

【制作】将鸡翅去毛洗净，将花生油少许入锅至热，加入鸡翅，均匀翻炒，至鸡翅约有七成熟时，加入苦瓜、调味料、姜汁和黄酒炒至熟透即可。

【用法】食肉饮汤，佐餐随量。

9. 西红柿豆腐鱼丸汤

【功效】健脾消食，养阴润燥，生津止渴，降压降脂。

【原料】鱼肉、西红柿各 250 克，豆腐两大块，葱 1 棵，盐适量。

【制作】将西红柿洗净、切块，豆腐每一大块切成 4 小块；葱洗净、切葱花；鱼肉洗净，抹干水，剁烂，调味，加适量水，搅至起胶，放入葱花搅匀，做成鱼丸。豆腐放入滚水锅内，武火煮开放入西红柿再煮开后，放入鱼丸煮熟，放入盐调味即可。

【用法】喝汤食鱼丸豆腐。胃酸过多者不宜食用。

10. 麦冬瘦肉汤

【功效】养阴生津，润肺清心。

【原料】猪瘦肉 500 克，党参、生地黄、麦冬各 50 克，食用油、盐各少许。

【制作】将党参、生地黄、麦冬洗净，猪瘦肉洗净，切块。将全部用料放入清水锅内，武火煮开后，改文火煲 2 小时，加油、盐调味。

【用法】饮汤食肉。消化不良、食欲不佳、大便稀溏者不宜食用。

11. 天花粉粥

【功效】清热生津。适用于糖尿病以及热病伤津、口渴多饮者

【原料】天花粉 15 克，粳米 50 克。

【制作】上述两味加水煮熟。

【用法】分两次食用，2～3 天为 1 个疗程。

12. 山药猪胰汤

【功效】滋阴润燥。可用于气阴两亏的消渴证。

【原料】猪胰 2～3 具，生山药 250 克。

【制作】将猪胰洗净切片，山药洗净切片、去皮，与猪胰一起入锅内加水煎汤煮熟。

【用法】每日数次，饮汤食肉，长期服用疗效较好。

13. 山药粳米粥

【功效】补脾养胃，补气养阴。

【原料】山药 50 克，黄精、沙参各 15 克，粳米 50 克。

【制作】将山药研为细粉，黄精、沙参加水煎煮，过滤取汁，以药汁加粳米、

山药粉煮粥。

【用法】代早餐服食，每次不宜服食过多。

14. 枸杞炖兔肉

【功效】滋阴补肾，清热降火。

【原料】枸杞子 30 克，兔肉 250 克，洋葱 100 克，食用油、盐各适量。

【制作】先将枸杞子、兔肉加水适量炖熟，后加洋葱、油、盐，稍煮片刻即可。

【用法】食肉饮汤，每 2 天服食 1 次。

15. 枸杞蒸鸡

【功效】滋补肝肾。适用于糖尿病肾气虚弱者。

【原料】枸杞子 15 克，子母鸡 1 只，盐、料酒、姜、葱各适量。

【制作】共蒸熟。

【用法】食枸杞子、鸡肉并饮汤。

16. 猪腰煲南瓜

【功效】滋补肝肾，润燥止渴。

【原料】猪腰 1 个，南瓜 250 克，薏苡仁 15 克，山药 15 克，葱、姜各少许。

【制作】将南瓜切片，和薏苡仁、葱、姜一同先煮 40 分钟，加入山药、再煮 20 分钟即可。

【用法】食肉饮汤，每日 1 次。

17. 地黄粥

【功效】清热生津。用于糖尿病及热病所致的烦躁口渴者。

【原料】新鲜生地黄 150 克，粳米 50 克。

【制作】将生地黄洗净取汁备用，粳米加水煮熟为粥，加入生地黄汁即可。

【用法】温服，每次不宜服食过多。

18. 葛根粉粥

【功效】生津止渴，清热除烦。用于老年糖尿病患者。

【原料】葛根粉 30 克，粳米 50 克。

【制作】同煮成粥。

【用法】温服，每次不宜服食过多。

19. 芹菜粥

【功效】清热利水。适用于糖尿病合并高血压者。

【原料】鲜芹菜 100 克，粳米 50 克，煮粥食用。

【制作】鲜芹菜切碎与粳米同煮成粥。

【用法】温服，每次不宜服食过多。

20. 杞子粥

【功效】滋补肝肾。适用于糖尿病肝肾阴虚者。

【原料】枸杞子 15～20 克，粳米 50 克。

【制作】同煮成粥。

【用法】温服，每次不宜服食过多。

21. 双耳汤

【功效】适用于糖尿病肝肾阴虚者。

【原料】白木耳、黑木耳各 10 克。

【制作】将白木耳、黑木耳洗净加清水蒸至木耳熟烂。

【用法】食木耳饮汤。

22. 其他食疗降糖验方

(1)菊槐绿茶饮：菊花、槐花、绿茶各 3 克，沸水冲泡饮用。适用于糖尿病伴高血压患者。

(2)苦瓜茶饮：鲜苦瓜 1 个，绿茶适量，温水冲泡。适用于轻型糖尿病患者。

(3)乌梅茶：乌梅 15 克，沸水冲泡代茶饮。

(4)拌苦瓜：苦瓜 100 克水焯后，加调料拌食。也可用苦瓜新鲜晒干研细末，每次 5 克，每日 2 次吞服。具有清热解毒、除烦止渴的作用。糖尿病患者常食有一定降血糖作用。糖尿病脾胃虚寒者不宜服用。

(5)南瓜：具有降低血糖、血脂的作用。研究表明，南瓜粉对轻型糖尿病确有疗效。可将南瓜烘干研粉，每次 5 克，每日 3 次。也可用南瓜 250 克、绿豆 30 克，南瓜去皮切块，煮熟食用。

(6)洋葱：味淡性平，具有降低血糖作用，可用洋葱 50～100 克水煎服，也可做菜食用。

(7)黄鳝:具有一定的降糖作用。用黄鳝制作的药膳有参蒸鳝段、内金鳝鱼、烩鳝血丝、归参黄鳝等。

(8)韭菜煮蛤蜊肉:韭菜250克,蛤蜊肉250克,料酒、姜、盐各少许,煮熟饮汤食肉。适用于糖尿病肾阴不足者。

上面介绍了一些中医食疗药膳降糖的验方,患者可根据自己的身体情况(必要时可看中医进行辨证分型)选用适宜的验方。此外,在进行药膳食疗的过程中应忌辛辣、温燥、煎炸和油腻食物;要戒烟酒,不喝浓茶和咖啡。

七、谷类为本

谷类食物包括大米、玉米、小米、荞麦、高粱和豆类等。谷类是提供人体热量和蛋白质的主要来源。同时,谷类食品提供的矿物质和B族维生素,在膳食中也占相当比重。谷类中的维生素主要是B族维生素,其中维生素B_1、维生素B_2和烟酸含量较多。

豆类及其制品的蛋白质不仅含量高而且质量好。氨基酸组成接近人体的需要,其组成比例类似动物蛋白质,所以大豆蛋白质是优质蛋白质,大豆中赖氨酸丰富,若与赖氨酸含量较少的谷类食物混合食用,可相互补充,提高蛋白质的吸收利用率,豆类的糖类组成较为复杂,多为纤维素和可溶性糖。几乎完全不含淀粉或含量极微,这一点与谷类食品不同,所以豆类的糖类在体内较难消化。此外,豆类的含铁量较高,且容易消化吸收,是贫血患者的有益食品。豆类加工成豆腐后,增加了钙、镁等矿物质的含量,这就更适合缺钙患者食用。

1. 小米——糖尿病患者的首选

小米性属凉,味甘,具有清暑消热、健胃补脾的功效。它是我国土生土长的粮食作物,虽然个头很小,但是自古就备受大众喜爱。这是因为它不仅味道鲜美,还富含多种营养物质。而小米熬制的粥具有补气、益肾的功效,所以被冠以“代参汤”的美誉。

(1)小米的营养价值:小米的营养成分十分丰富,比如蛋白质、脂肪、维生素和钙、铁、磷、锰等多种微量元素。其中B族维生素的含量很高,具有防止便秘、美容养颜的作用。小米中的微量元素可以补充胎儿在生长发育过程中所需的营养物质,同时还具有很好的养颜美容、延年益寿功效。

（2）小米与糖尿病：小米中含有的B族维生素，具有显著的降血糖作用。据研究表明，B族维生素在体内糖代谢过程中起到了关键性作用，能够明显地降低体内的血糖浓度。此外，B族维生素还参与体内脂肪、蛋白质的代谢；能有效地保护眼睛上皮组织，防止糖尿病引起的眼部并发症。此外，小米中的钾元素含量较高，钠元素含量极低，非常适合高血压、高血糖患者食用。小米中的色氨酸是所有谷物中含量较高的，能够有效地补充糖尿病患者体内所缺乏的色氨酸。

注意：小米中缺少氨基酸中的赖氨酸，所以和大豆同煮，能够弥补小米的不足，达到最佳的营养状态。此外，小米加水煮熟后最上面有一层黏稠状的漂浮物，称为粥油，能有效保护胃肠道黏膜。

2. 玉米——有效辅助控制血糖含量

玉米性平和，味道甜美，又被称作棒子、苞米、玉蜀等。它的家乡在遥远的中美洲和墨西哥地区，种植史已达7000多年。大约在明朝末年我国引进了玉米，并得到广泛种植。玉米不仅营养丰富，其药用功效也不容忽视。

（1）玉米的营养价值：玉米是人日常生活中所熟知的粗粮之一，它含有丰富的蛋白质、脂肪、维生素和膳食纤维，是减肥的佳品；玉米中含有的不饱和脂肪酸非常丰富，它可以让血液中的胆固醇浓度降低，对于高血脂和高血压有一定的疗效；玉米中富含的谷胱甘肽能够减缓衰老的速度，是延年益寿的好食物。此外，玉米中含有的硒元素和镁元素能够很好地抑制癌细胞扩散，达到抗癌防癌的目的。

（2）玉米与糖尿病：玉米是一种高能量、低脂肪的食物。它含有大量的植物纤维素、不饱和脂肪酸、维生素以及多种微量元素。其中被称为“生命元素”的硒含量最高，不仅能够有效地降低血液中的胆固醇含量，还能很好地防止胆固醇淤积在血管中，从而改善血液循环。硒能够有效阻断胰岛β细胞被氧化的途径，从而让胰岛恢复功能，改善糖尿病患者的症状，降低血糖浓度。

注意：玉米的营养虽然很丰富，但是人们食用时要把握一定的度，经常把玉米作为主食食用会导致营养不良，有损身体健康。此外，玉米发霉后绝对不能食用，因为含有大量的致癌物质。

3.燕麦——降糖降压高手

燕麦性平和,味道甘甜,具有养心、益脾的功效。燕麦在我国有着悠久的种植史,因种植的地区不同,名称千差万别。在西北地区,人们称之为玉麦;在东北地区为铃铛麦;而在华北地区为莜麦。燕麦不但种植范围广泛,其营养价值也不容小觑。

(1)燕麦的营养价值:燕麦的营养成分十分丰富,在民间有着"家庭医生"的美誉。燕麦中含有的β-聚葡萄糖,能够帮助肠胃加快蠕动的速度,提高消化能力,改善便秘症状;燕麦富含的维生素E,可以舒张末梢血管,改善血液循环,进而调整身体状况,减少更年期症状;它富含的锰,能够促进骨骼生长,有效防止骨质疏松症。此外,燕麦中富含的抗氧化成分可以抑制黑色素的形成,淡化色斑,让爱美女士的皮肤变得白皙亮丽。

(2)燕麦与糖尿病:燕麦被美国《时代》杂志评为十大健康食品之一,可见人们对它的喜爱之情。燕麦是一种含糖量低,营养和能量较高的食品。它含有的水溶性纤维,可以有效地平缓饭后血糖浓度上升,有助于糖尿病患者控制血糖浓度;燕麦含有的抗氧化成分,可以抑制细胞中的黏性分子,有效地减少血液中胆固醇含量,及时清理血液中的"垃圾",进而降低血液中的血糖,达到预防糖尿病发生的目的。

燕麦的蛋白质含量较低,膳食纤维含量较为丰富,适合立志减肥和美容的朋友食用。

4.黑米——减慢葡萄糖吸收速度

黑米"性情"平和,味道微甜,是糯米类的一种。它是我国土生土长的作物之一,在我国的种植范围较为广泛。种植史已达2000年,最早可以追溯到汉武帝时期。黑米是稻米中的珍贵品种,因其"皮肤"黝黑而得名,虽然长相不如大米,但是营养却远胜大米。它含有多种维生素和微量元素,有滋阴补肾、补气活血、调中脾胃、美容养颜等功效。

(1)黑米的营养价值:黑米被人们冠以"药米""长寿米"的美誉,可见它的营养成分相当丰富。黑米的外壳中含有花青素类的色素,是一种很强的抗氧化剂,能够增加皮肤的弹性,延缓衰老;黑米中含有的镁、钾等矿物质,可以控制血压上升,是高血压病患者食疗的不错选择。此外,黑米色素中含有的黄酮类物质，能够增加血管的弹性，有效预防动脉硬化。

(2)黑米与糖尿病：黑米被誉为“黑珍珠”和“世界米中之王”，可见人们对它的重视。黑米富含膳食纤维，可以延缓淀粉的消化速度，因此食用黑米后不会造成血糖含量猛烈上升；它含有的花青素能够有效保护肝脏功能运转，从而达到降血糖的功效。此外，黑米含有的黄酮类活性物质能很好地阻碍氧化反应，达到体内糖类被有效分解的目的，进而达到降血糖的功效。

注意：黑米的外皮不容易煮烂，食用后容易引起急性胃肠炎，所以消化系统疾病患者尽量不要食用未煮烂的黑米。

5. 荞麦——降糖降压高手

荞麦“性情”微凉，味道稍微带甜，具有开胃、加快肠道消化的功效。荞麦是我国土生土长的作物之一，主要产地在我国的北方地区，在欧洲、亚洲等其他地区也有着广泛的种植。荞麦的营养十分丰富，它含有多种矿物质、微量元素、维生素以及蛋白质等，具有开胃通肠、止血消肿的功效。

(1)荞麦的营养价值：荞麦因其营养价值高，被誉为“理想的保健食品”。荞麦中含有的维生素能够降低机体血脂和胆固醇含量；荞麦富含的镁元素，能够加快人体内纤维蛋白的溶解速度，使血管得到扩张，进而阻止凝血块的形成，防止血栓堵塞。此外，荞麦中的烟酸成分，有利于机体新陈代谢，从而增强机体的解毒能力。

(2)荞麦与糖尿病：荞麦尤其是苦荞的营养成分非常丰富，被专家誉为粮食中的“全能冠军”。苦荞中含有的荞麦糖醇，可以调节胰岛素活性，从而降低血糖；苦荞富含黄酮类物质，尤其是其中的芦丁，能够加快胰岛素分泌，改善血管渗透性，降低体内的血糖浓度；荞麦的膳食纤维含量达 5.2%，而膳食纤维能够延缓淀粉的消化速度，减轻饭后血糖猛然增高的情况。

注意：荞麦中含有的蛋白质和导致过敏的物质较多，能够加重过敏症状，所以过敏体质者最好不要食用。

6. 黄豆——防止血糖、尿糖升高

黄豆“性情”微凉，味道微甜，具有健脾利尿、补充气血、解毒消肿等作用。因其外表呈金黄色，所以被称为黄豆。它是我国土生土长的农作物之一，种植史已达 5000 年，种植范围也比较广泛，足迹遍布我国多个省市。黄豆不但种植范围广泛，营养价值也很高，富含蛋白质、多种矿物质以及维生素，不仅能增强人体免疫力、治疗便秘，还能消除炎症、抗击细菌等。

（1）黄豆的营养价值：黄豆有着“植物肉”的美誉，可见它的蛋白质含量非常丰富，高达40%。蛋白质是人体生长发育不可或缺的营养元素，还是美容养颜的好“助手”；黄豆中含有的多种氨基酸，能够提高人体的免疫力；它含有的蛋白酶抑制素，能够有效抑制癌细胞的扩散，从而预防癌症。此外，黄豆含有的异黄酮能够让衰老的皮肤恢复弹性，有效缓解更年期的各种症状。

（2）黄豆与糖尿病：黄豆的保健功效十分明显，被大家称为“豆中之王”。它含有的胰蛋白酶抑制剂，可以阻止胰岛素被氧化还原，从而有利于胰岛素的吸收，有效阻止血糖升高；黄豆富含的卵磷脂，可以防止过多的脂肪堆积在肝脏内，保证肝脏功能正常运转和体内肝糖原的分解，从而预防糖尿病。此外，黄豆中的植物固醇含量也比较丰富。植物固醇可以降低血液中胆固醇的含量，具有良好的降血脂作用。

注意：黄豆“性情”属凉，胃寒、胃胀、腹泻者不要食用，以免加重病情。此外，黄豆生食有毒，食用时要保证充分熟透。

7. 黑豆——促进血糖代谢

黑豆性温和，味道淡甜，具有清热解毒、补虚乌发和养血祛风等功效。黑豆的种植范围虽然不广泛，但是营养成分非常丰富。

（1）黑豆的营养价值

黑豆的营养价值足以与堪称“豆中之王”的黄豆相媲美。黑豆中含有的蛋白质，不仅含量高而且质量上乘，容易被人体消化；黑豆富含的植物固醇，能够阻止胆固醇堆积在血管中，达到降脂的目的；黑豆含有的钾元素能够让体内多余的钠排出，进而保证细胞内外的压力和酸碱度平衡，达到降低血压的功效；黑豆富含的铁元素，可以有效治疗缺铁性贫血。

（2）黑豆与糖尿病

黑豆药用功效强大。黑豆含有花青素、维生素E以及异黄酮，具有很强的抗氧化功效，能够抑制胰岛素被氧化还原，促进胰岛素的吸收，达到预防糖尿病的目的；黑豆的血糖生成指数很低，大约是大米的1/5，所以非常适合糖尿病患者食用。此外，黑豆中含有的异黄酮具有预防乳腺癌的功效。

黑豆不宜和蓖麻子、厚朴同时食用。此外，黑豆中含有的异黄酮属于植物雌激素，它可以帮助排卵，加速卵泡形成，是不孕不育妇女的“知音”。

8. 绿豆——降糖、降脂，预防糖尿病和肥胖症

绿豆性属寒，味道有点甜，因其表皮呈青绿色而得名。绿豆是我国传统豆类食品之一，含有多种营养元素，具有消热解毒、利尿解暑的功效。

(1)绿豆的营养价值：绿豆的营养很丰富，李时珍称其为“菜中佳品”。绿豆性偏寒，能够消暑利尿、止渴益气，是夏季解暑降温的良药。绿豆中含有的皂苷能够提高机体的免疫力，达到抵抗病毒的功效；绿豆中含有的苯丙氨酸氨解酶，可以抑制癌细胞扩散。绿豆皮中含有的无机元素，有利于保护肝脏、消暑解毒。此外，绿豆中含有的蛋白质和磷脂能够兴奋神经、增进食欲，补充身体所必需的营养元素。

(2)绿豆与糖尿病：绿豆淀粉中含有的低聚糖，因集体缺少相应的水解酶而很难被消化，所以绿豆的升糖指数比较低，很适合辅助治疗糖尿病；它含有的胰蛋白酶抑制剂，能让蛋白质分解明显减少，从而保护肝脏。此外，它还具有降血脂的功效，可以很好地预防冠心病和心绞痛等病症。

绿豆在煮食的时候要注意不要煮得过烂，否则会破坏有机酸和维生素的含量。此外，在食用温补性质的药物时，不要食用绿豆，否则会降低温补药的药效。绿豆性寒，脾胃虚弱者要远离它。

9. 豇豆——刺激胰岛素分泌

豇豆性温和，味甘，又被称为角豆、姜豆、带豆等。豇豆在我国有着悠久的种植史，“足迹”也遍布我国众多省市。豇豆备受人们喜爱的主要原因还是其营养价值比较高，含有多种维生素、微量元素和矿物质等，具有美容养颜、生津止渴、开胃补脾的功效。

(1)豇豆的营养价值：李时珍称豇豆为“豆中之上品”，可见豇豆的营养成分不一般。豇豆为人体生长发育提供了优质的蛋白质和多种维生素，充分补充了人体所需的营养成分；豇豆富含的维生素 C，能够有效刺激体内抗体的合成，从而提高人体的抗病毒能力；豇豆富含 B 族维生素，能抑制胆碱酶活性，保持消化腺的正常分泌，从而增加食欲。

(2)豇豆与糖尿病：豇豆的药理作用并不逊于它的营养价值。豇豆中含有

的磷脂在体内分解为甘油等物质，甘油转化为磷酸二羟丙酮，在体内参与糖的循环和代谢，达到降低体内血糖的目的。此外，豇豆还能辅助治疗一些妇科疾病和尿频等病症。

在食用豇豆时可以选择和粳米一起煮食，这样能增加豇豆的营养含量。豇豆容易造成胀气，食用时要把握一定的度，不要食用过多。此外，气滞便结者最好不要食用豇豆，以免加重病情。

八、实用蔬菜

蔬菜是最健康的食物之一。各种蔬菜都含有丰富的纤维素，具有促进肠道蠕动、降低胆固醇和改善糖代谢等作用。

是不是所有蔬菜都对糖尿病患者有益处呢？不是的。叶菜、瓜果类含糖较低，每天的摄入量可不做严格限制，在进食主食和动物性食品及油类之后，白菜、菠菜、圆白菜、油菜、韭菜、黄瓜、冬瓜等并没有严格限制。一般而言，大多数人每天吃750克左右比较适宜。薯类、鲜豆类较叶菜类含糖量高，如果选择吃这类食物，应与主食作交换。菌藻类，如香菇、黑木耳、蘑菇、海带等含有丰富的微量元素，在蔬菜中经常搭配食用，既能够调节食物的品种，又具有防病、抗癌、增强机体免疫力的作用。

因此，糖尿病患者一定要科学食用蔬菜。

1. 苦瓜

苦瓜性寒，味苦，具有清热消暑、明目解毒之功效。苦瓜虽然味苦，但备受大众喜爱。又因其苦味不会传于“合作伙伴”，能够独善其身，所以被称作“君子菜”。

(1)苦瓜的营养价值：苦瓜中的营养成分十分丰富，比如蛋白质、脂肪、维生素以及钙、磷、铁等微量元素。其中苦瓜的维生素C含量很高，具有防止动脉粥样硬化、预防维生素C缺乏病、保护细胞膜等作用。

(2)苦瓜与糖尿病：苦瓜中含有大量的苦瓜苷，具有明显的降血糖作用，堪称天然的“植物胰岛素”，是糖尿病患者理想的食疗食物之一。苦瓜中含有的多种化合成分，能激活体内与能量代谢相关的一个重要蛋白——单磷腺苷活化蛋白激酶(AMPK)，该蛋白具有调控人体能量代谢和促进葡萄糖摄取的作用。采取有效措施激活 AMPK 是非胰岛素依赖型糖尿病治疗的一个重要途径。研究发现，用苦瓜皂苷制剂治疗 2 型糖尿病患者，其降血糖的有效率高达 78.3％。此外，苦瓜性寒味苦，还具有降血压、降血脂之功效，可谓“三高”患者的最佳食品。

注意：因为苦瓜性凉，所以脾胃虚寒者不宜食用。另外，苦瓜中含有奎宁，会刺激子宫收缩，从而引发流产，所以孕妇一定要慎食苦瓜。

2. 黄瓜

黄瓜原名为“胡瓜”，又被称为“青瓜”或“刺瓜”。黄瓜在我国种植极为广泛，南北地区均有栽培。因为它生长周期短、营养价值高，深受人们的喜爱。

(1)黄瓜的营养价值：黄瓜含有多种维生素，如维生素 C、维生素 E 等，不仅能提高人体免疫力，还可以抑制细胞衰老，起到强身健体的功效。黄瓜富含黄瓜酶，经常食用或者直接用汁液涂擦皮肤，能够让肌肤更加滋润，并可消除皱纹，深受女性喜爱。黄瓜还可以解酒，它含有丙氨酸、精氨酸等物质，能够保护肝脏，预防酒精中毒。此外，黄瓜中的 B 族维生素含量丰富，有助于安神，对失眠有辅助疗效。

(2)黄瓜与糖尿病：黄瓜中含有葫芦巴碱以及丙醇二酸等活性成分。新鲜黄瓜中含有的丙醇二酸能有效地抑制糖类物质向脂肪转变，避免脂肪在体内聚集过多形成肥胖症，而且对于血糖的控制和血管的保健也有显著的功效，不论是对预防糖尿病还是辅助治疗糖尿病或肥胖型糖尿病，都具有重要的临床意义。

注意：要吃新鲜的黄瓜，而不要吃腌黄瓜。因为腌黄瓜中含有大量盐，会引起发胖。另外，有肝病、心血管病、肠胃病以及高血压的人都不要吃腌黄瓜。

3. 冬瓜

冬瓜个大、肉厚，具有很高的营养价值，不仅能消暑去火，还可以利尿消肿、美容养颜，是老少皆宜的滋补品。

(1)冬瓜的营养价值：冬瓜性寒凉，果汁丰富，非常适合在炎热的夏季食用，能够消暑、止渴。冬瓜是低热量、低脂肪，含糖量极低的高钾食品，且含有减肥物质葫芦巴碱、丙醇二酸等活性成分，葫芦巴碱对人体的新陈代谢有独特作用，丙醇二酸在体内可有效阻止糖类转化为脂肪，减肥效果显著。

另外，冬瓜含有丰富的维生素C以及钾盐，能够增强血管韧性，利尿消肿，有助于防治高血压、肾病等疾病。

（2）冬瓜与糖尿病：冬瓜富含丙醇二酸、葫芦巴碱，能清除多余的脂肪、胆固醇等物质，促进糖的代谢，起到降血压、降血糖的功效。此外，冬瓜含有大量膳食纤维，能够清肠排毒，使血糖含量降低，并达到防治心血管病的目的。

注意：冬瓜属于寒凉蔬菜，体质虚寒、腹泻以及患有肠胃疾病的人要少吃或不吃。

4. 芹菜

芹菜在我国有着悠久的种植史，具有很高的应用价值。常见的芹菜有两种，一种是水芹，多产于南方；另一种是旱芹，产自北方地区。后者药用价值更高，因此还被人们称为“香芹”“药芹”。无论是水芹还是旱芹，它们的食用价值都很高，既可以做调味品，为菜肴增添香味，又可以独自成菜，补充人体所需营养，深受大众喜爱。

（1）芹菜的营养价值 ：芹菜中含有丰富的维生素C，既能扩张血管，降低血压，又能增强人体免疫力，预防感冒。它含有碱性成分，能够安神，对失眠有辅助疗效。芹菜还是补血的佳品，它含有大量铁元素，不仅能防治贫血，还可以令人焕发精神，尤其适合女性食用。此外，芹菜属于凉性蔬菜，在春、秋等干燥的季节食用，可以消除烦躁、生津止渴。

（2）芹菜与糖尿病：芹菜属于低脂肪、高纤维素蔬菜，经常食用不仅可以防止发胖，还可以加速肠道蠕动，助消化，防止餐后血糖的突然上升。此外，芹菜还可以改善肠胃功能，起到降脂减肥、抗癌的功效。此外，很多家庭通常只吃芹菜茎，对芹菜叶置之不理，其实这种做法很不科学。因为芹菜叶中的胡萝卜素、维生素、蛋白质等营养物质比茎更丰富，而且降糖功效更加显著。

5. 菠菜

菠菜耐寒不耐热，多分布在我国北方地区，南方也有种植。此外，菠菜还是我国重要的药用植物，《本草纲目》中对菠菜有这样的记载：“通血脉，开胸膈，下气调中，止咳润燥。”由此可见，菠菜的营养价值不容小觑。

（1）菠菜的营养价值：菠菜中含有丰富的胡萝卜素，不仅可以预防传染病的侵袭，还可以保护视力，非常适合儿童食用。菠菜含有多种维生素及钙、磷、铁等矿物质，能够有效防治缺钙、贫血等病症，补充人体所需营养。长期食用菠菜，一方面可以促进新陈代谢，提高人体免疫力；另一方面能够改善身体状态，达到美容养颜的效果。

（2）菠菜与糖尿病：菠菜中含有丰富的铬元素以及类似胰岛素的物质，能调节血糖，使之保持平稳状态。此外，菠菜富含膳食纤维，能够加速胰腺分泌，使血糖含量降低，同时有助于防治便秘、高血压。

注意：菠菜中含有大量草酸，容易与体内的钙结合形成难以消化的草酸钙，既不利于钙的吸收，又会给肾病患者增加负担，因此患有肾病的人最好忌食。此外，在食用菠菜前用热水焯一下，可以减少草酸含量，更利于人体吸收营养。

6. 大白菜

大白菜是人们日常生活中最为常见的蔬菜之一，它产自我国北方。白菜在人们心目中的地位很高，素有“百菜不如白菜”一说，它既可以独自成菜，也可以搭配肉类食物同食，还可以做腌制品，食用价值非常高。

（1）大白菜的营养价值：大白菜营养丰富、汁多味鲜，含有丰富的蛋白质、维生素及微量元素，被誉为“菜中之王”。它的维生素 C、维生素 E 含量很高，不仅可以增强人体免疫力，预防感冒，还可以滋润肌肤。白菜富含钙、磷、铁、钼等微量元素，经常食用还可以预防贫血、缺钙、乳腺癌等疾病。此外，大白菜属于低热量、低钠食物，不仅有助于减肥，还可以防治高血压、心脏病等心血管疾病。

（2）大白菜与糖尿病：大白菜富含果胶、纤维素，能够吸附血液以及肠道中的垃圾，减少脂肪、胆固醇的沉积，从而降低血糖、血脂、胆固醇的含量，有助于防治糖尿病、高血脂、便秘等疾病。

注意：大白菜虽然营养丰富，但是隔夜的白菜却不宜食用。因为煮熟的白菜不仅容易损失营养，还会积累大量致癌物——亚硝酸盐。所以，在烹制白菜时要注意适量。

7. 西红柿

西红柿在我国南北地区均有栽培，食用价值非常高，既可以当作水果生食，也可以当作蔬菜烹调；既可以作为装饰物或调味品点缀菜肴，也可以独自成菜，还可以加工成酱、汁等食品。

(1)西红柿的营养价值：西红柿酸甜可口、汁多饱满，能够增进食欲、助消化。它含有丰富的番茄红素、胡萝卜素、B族维生素、维生素C等，具有杀菌消毒的功效，能增强人体抵抗力，并强健血管，减少心血管疾病的发生。西红柿中的钙、磷、铁等矿物质含量非常高，能够防治骨质疏松及贫血，是老少皆宜的佳品。此外，西红柿中含有丰富的烟酸，经常食用西红柿，既能够增强肌肤抗病能力，防治皮肤病，还可以使肌肤变得细腻，起到美容养颜的功效。

(2)西红柿与糖尿病：西红柿中所含的番茄红素具有防止体内胰岛素功能恶化(改善胰岛素抵抗性)且使胰岛素保持降低血糖到正常值的功能。西红柿籽周围的黄色胶状物质可以防止血液中血小板的凝集，从而预防血栓的形成，减少糖尿病患者并发心脏病的概率。

注意：西红柿属凉性果菜，并且含有大量果酸，体质虚寒以及肠胃疾病患者最好少吃或不吃。

8. 南瓜

南瓜在我国各地都有栽种。有橘黄色和青色两种，未成熟果实皮脆肉质致密，可配菜、做馅，成熟果实甜面，可熬粥。种子含油可食用，也可同瓜蒂一起入药，能驱虫、健脾、下乳。

(1)南瓜的营养价值：南瓜与淀粉类食物混吃时，可提高胃内容物的黏度，并调节胃内食物的吸收度，使糖类吸收减慢，从而延迟了胃内食物排空的时间。南瓜中的果胶在肠道内会形成一种凝胶状物质，使消化酶和营养物质的分子不能均匀混合，延缓了肠道对营养物质的消化与吸收，从而有效控制饭后血糖升高。南瓜中含有丰富的钴，其钴含量在各类蔬菜中占首位。钴能加速人体的新陈代谢，促进造血功能。

(2)南瓜与糖尿病：南瓜中含有的钴是胰岛细胞维持功能所必需的微量元素，它能加快体内胰岛素的释放，促使糖尿病患者胰岛素分泌正常化，对降低血糖、调节糖代谢有特殊疗效。南瓜中含有锌，锌可参与胰岛素合成、稳定胰岛素的结构，协助葡萄糖在细胞膜的运转。体内如果缺锌，会导致糖尿病患者代谢紊乱。

注意：南瓜与醋搭配，会影响淀粉分解，使淀粉在胃中长时间滞留，不利于消化。南瓜皮中含有丰富的胡萝卜素和维生素，所以最好连皮一起食用。如果皮较硬，可用刀将硬的部分削去再食用。肥胖型、中老年糖尿病患者可以把南瓜制成粉，当作菜常吃。

9. 莲藕

莲藕主要分布在我国南方地区，其中以湖北最为出名。它浑身是宝，无论是根、茎，还是花、叶，皆可入药。莲藕既可以生食，也可以熟食，还可以加工成藕粉，滋补功效非常显著，是大众皆宜的佳品。

(1)莲藕的营养价值：莲藕属于凉性蔬菜，具有清热解毒、生津止渴的功效。它带有独特的香味，并富含鞣质，在增进食欲的同时起到健胃消食的作用。莲藕含有丰富的植物蛋白质、多种维生素以及钙、铁等矿物质，能及时补充人体所需营养，有效防治缺钙、贫血等疾病，是滋补的佳品。此外，莲藕中的单宁酸含量很高，能够强健血管，起到止血、散血、凉血的功效。

(2)莲藕与糖尿病：莲藕富含膳食纤维以及黏液蛋白，能够吸附体内多余的脂肪、胆固醇等物质，并改善肠胃功能，有效降低血糖含量。此外，莲藕性寒凉，有生津止渴的功效，能够抑制尿糖，辅助治疗糖尿病。

注意：莲藕性寒凉，并含有大量粗纤维，因此体质虚寒、腹泻者以及孕妇、产妇最好忌口。

10. 洋葱

洋葱在我国的种植范围很广，南北各地均有，其中以山东、甘肃、新疆等地最为出名。其营养价值也不容小觑，具有显著的杀菌抗病功效。

(1)洋葱的营养价值：洋葱含挥发性油，味道辛辣，一方面可以增进食欲，另一方面能够杀菌抑毒，起到预防流感的功效。洋葱不含脂肪，长期食用不仅不会发胖，还能净化血液，清除体内多余的脂肪、胆固醇，达到保护血管、促进消化的目的。此外，洋葱中的硒、钙等微量元素含量非常高，不仅可以抗衰防癌，还可以补充人体所需钙质，防治骨质疏松。

(2)洋葱与糖尿病：洋葱含有丰富的挥发性物质——硫化合物，能够使脑细胞充分利用血液中的葡萄糖，达到提神醒脑、降血糖的功效。此外，它不含脂肪，是良好的降脂、降糖食物。

注意：洋葱富含挥发性成分，切的时候容易刺激眼睛流泪。正是由于洋葱较为辛辣，容易引起皮肤病、目疾以及胃肠疾病，所以不宜大量食用。

11. 生菜

生菜产自欧洲地中海沿岸地区，在我国有着悠久的种植史。生菜清脆爽口，最大的特色在于生吃，所以经常被用来做蔬菜沙拉，并且非常适合与肉类搭配食用，能为食物增添鲜味。

（1）生菜的营养价值：生菜中的水分含量非常充足、口感清爽，能够生津止渴、解油腻。它富含维生素C，经常食用可以滋润肌肤、改善心血管功能，有效预防高血压、动脉硬化等心血管疾病。其中的甘露醇成分能够改善血液循环，并起到利尿的功效。此外，生菜还含有干扰素诱生剂，可刺激人体正常细胞产生干扰素，能够增强人体免疫力，防治感冒、咳嗽等。

（2）生菜与糖尿病：生菜中含有丰富的膳食纤维，能够促进消化、防治便秘，使体内血糖含量有所下降。此外，生菜富含莴苣素，可以净化血管，减少胆固醇、糖类以及脂肪的堆积，同时还有安神的功效，可以辅助治疗失眠。

注意：生菜属于寒凉蔬菜，有清热去火的功效，但是不适合脾胃虚寒的人食用。它富含纤维素，有助于通便，腹泻者最好少吃或不吃，以免加重病情。

12. 韭菜

韭菜是我国土生土长的植物，早在3000多年前就被广泛栽培，9世纪后传入亚洲诸多国家。韭菜在我国南北各地均有栽培，食用方法多种多样，既可以剁碎做成馅料，也可以搭配其他食物一起烹制。此外，韭菜还是中医中的一剂良药，有补肾、壮阳、防便秘的功效，被人们称为“壮阳草”“洗肠草”。

（1）韭菜的营养价值：韭菜气味芳香，能让人食欲大振，起到开胃的功效。它会有丰富的硫化合物，杀菌消毒功效显著，可以预防流感、痢疾等疾病。韭菜属性温热，非常适合男性食用，因为它能够补肾起阳，有效防治遗精、早泄等疾病。经常食用韭菜还可以散瘀活血，对跌打损伤、反胃等有显著疗效。此外，韭菜还是美容养颜的佳品，它含有大量维生素A以及膳食纤维，可以清除体内垃圾，让肌肤焕发光彩，还可以增强人体免疫力，起到润肺、明目的功效。

（2）韭菜与糖尿病：韭菜素有“洗肠草”的美誉，它的粗纤维含量非常高，远远超过芹菜、大葱等纤维含量丰富的食物，因此它的清肠功效更加显著，不仅能够强化肠胃功能，还可以减少脂肪、胆固醇等物质在体内堆积，从而降低血糖含量，改善糖尿病症状，并且能防治冠心病、高脂血症等心血管疾病。

注意：韭菜属于温热食物，食用时要注意用量，如果长期大量食用，容易造成上火现象，并且还会影响眼睛健康，尤其是在炎热的夏季，少吃为宜。此外，韭菜富含粗纤维，肠胃功能差的人最好少吃或不吃，这样不仅不会达到促消化的目的，还会造成严重的肠胃疾病。

13. 黄豆芽

提到黄豆芽，人们一定不陌生，它是种天然、绿色的食品。黄豆芽不仅保留了黄豆的营养，而且更具特色，无论采取何种烹饪方法，都会保持脆嫩的口感。由于黄豆芽营养价值高，培育方法简便、无害，因此受到人们的追捧。

(1)黄豆芽的营养价值：黄豆芽含有丰富的水分，能够清热去火、安神明目。它的维生素含量非常高，如维生素 B_2、维生素 C、维生素 E 等，不仅能补充人体所需营养，起到强身健体的功效，还可以美白肌肤、乌发，是美容养颜的佳品。此外，黄豆芽含有丰富的钙、磷、铁等微量元素，对防治缺钙、贫血等有显著疗效，并且还可以健脑，是老少皆宜的食品。

(2)黄豆芽与糖尿病：黄豆芽属于高蛋白质、低脂肪食物，并且含有丰富的维生素 C、B 族维生素，有助于净化血液、加强血管韧性，并促进消化，清除体内毒素，有效控制餐后血糖含量上升，非常适合糖尿病患者食用。

注意：黄豆芽性寒凉，脾胃虚寒、腹泻者最好少吃和不吃，以免加重身体负担。此外，在烹调过程中要注意两点：一是豆芽属于碱性食物，在烹调时最好加一些醋，这样可以最大限度地保留豆芽中的维生素 B_2，还可以调节酸碱平衡；二是炒豆芽时要迅速，避免长时间加热而造成营养流失。

14. 白萝卜

白萝卜在我国拥有上千年的种植史，拥有很高的食用价值与药用价值，一直深受大众喜爱。它清脆爽口，生食可以清热去火、杀菌消毒，熟食可以健胃消食、促进消化，对呼吸系统、消化系统以及泌尿系统疾病有显著的食疗功效。此外，它富含多种维生素及纤维素，经常食用还能美容护肤、降脂减肥。

(1)白萝卜的营养价值：白萝卜富含维生素 C 以及巨噬细胞，能够消灭体内的癌细胞、病菌等有害成分，其中的木质素成分还能进一步加强巨噬细胞的吞噬能力，全面提高人体抵抗力。白萝卜中含有多种多样的酶，可以分解亚硝酸铵，降低癌症风险。此外，白萝卜的微量元素含量也很高，例如锌，对促进食欲有很大帮助。

（2）白萝卜与糖尿病：白萝卜的纤维素含量比较高，能够加速肠道蠕动，清除体内垃圾，从而使血糖含量降低。此外，它含有丰富的分解酶如淀粉酶，能及时分解体内多余的淀粉、脂肪等物质，有效稳定血糖含量。

注意：萝卜属于凉性食物，并且富含刺激性的芥子油，患有胃肠疾病以及体质虚寒的人最好不吃或少吃。此外，白萝卜不要同人参、西洋参一同食用，前者有泄泻功效，后者则属于大补之物，两者属性相克，同食会损伤人体元气。

15. 胡萝卜

胡萝卜的“性情”依情况而定，生食时胡萝卜性寒凉，熟食时性温和，味道甜美。不仅如此，胡萝卜的营养价值也很高，含有多种矿物质，所以又被称为“小人参”，而它的药用价值也不容忽视，不仅具有健脾、补肝、明目的作用，还能增强免疫力、降低血糖和血脂。

（1）胡萝卜的营养价值：胡萝卜含有大量的胡萝卜素，在人体中胡萝卜素会通过肝脏等器官转化为维生素 A，不仅能够达到补肝明目、治疗夜盲症的目的，还能很好地提高机体的免疫力；不仅如此，它所含的挥发油、花青素以及钙、铁等微量元素，是降低胆固醇、防治心血管疾病的好助手，它含有的大量维生素还能促进机体的新陈代谢，达到美容、养颜的功效。

（2）胡萝卜与糖尿病：胡萝卜中富含膳食纤维，有助于延缓肠道葡萄糖的吸收，减少血糖的上升幅度，并能调节血糖水平、改善糖耐量。胡萝卜可以增加胰岛素的敏感性，通过胰岛素互助的降血糖效果，减少糖尿病患者对胰岛素的需求。胡萝卜能提供丰富的维生素 A，具有促进机体正常生长与繁殖、维持上皮组织、防止呼吸道感染及保护视力等作用，对糖尿病并发的肺结核和眼部疾病都有较好的预防和改善作用。

注意：胡萝卜属于脂溶性蔬菜，只有与油炒制后，它的营养才能充分发挥，所以最好食用熟制的胡萝卜。此外，胡萝卜不宜与酒同食，因为胡萝卜中的胡萝卜素和酒精一同进入人体，在肝脏中会产生毒素，损害肝脏。

16. 西葫芦

西葫芦是南瓜的变种之一，而它的"老家"在北美洲南部地区，所以又被称为"美洲南瓜"。西葫芦性凉，味道甘甜，但不宜生食。它的营养价值很高，含有丰富的维生素和矿物质，具有清热解毒、润肺利尿的功效。

(1)西葫芦的营养价值：优质西葫芦外表娇嫩，浅绿色，给人垂涎欲滴的感觉，这些都是因为它含有丰富的水分，正是这样，让西葫芦不仅具有润肺利尿、消肿的效果，还是美容、润肤的好"帮手"；它含有的维生素和矿物质，能够加快体内新陈代谢的速度，达到减肥的目的。此外，西葫芦富含的干扰素诱生剂能够促进机体产生干扰素，从而提高机体的免疫能力，增强抗病毒、抗肿瘤的作用。

(2)西葫芦与糖尿病：西葫芦含有膳食纤维、维生素和矿物质，尤其富含大量的钙，具有利尿消肿、清热止咳的功效；西葫芦是一种低钠、高纤维素的蔬菜，可溶性的纤维素能够加快脂肪和糖的代谢，从而降低血糖的浓度，所以比较适合糖尿病患者食用。此外，西葫芦含有的蛋白质也比较丰富，食用后能够增加体内的氨基酸含量，进而促进胰岛素分泌，是糖尿病患者的得力助手。

西葫芦的营养很容易流失，这就要求在烹制西葫芦时把握适当的火候，即烹制时间不要过长，温度不要过高，这样才能最大限度地保留它的营养成分。

17. 西蓝花

西蓝花又被称为椰菜花、青花菜、绿菜花等，它来自遥远的地中海地区，在清朝光绪年间引进我国。西蓝花"性情"属凉，味道甘甜，营养十分丰富，包含多种维生素和矿物质。而它的药用价值也不容忽视，不仅能够保护眼睛、增强免疫力，还能防止癌细胞的扩散，所以在古代的西方被亲切地称为"天赐的良药"。

(1)西蓝花的营养价值：西蓝花富含的维生素 C，不仅能够保护视力、促进人体生长发育，还能加快肝脏解毒的速度，促进人体免疫力提高，从而提高抗病毒的能力；它含有的多种微量元素，具有很好的抗癌效果。此外，西蓝花中的抗氧化剂异硫氰化物，能够增强眼睛抵抗紫外线的能力，使眼睛避免受到严重伤害。

(2)西蓝花与糖尿病：西蓝花富含的维生素 K，能增加血管的韧性，防止血管破裂；而它含有的类黄酮，不仅是防止感染的“良药”，还能有效清洁血管中的“垃圾”，是糖尿病患者不错的选择。此外，西蓝花含有的热量十分低，适合立志减肥的朋友食用。

注意：在食用西蓝花时要细嚼慢咽，这样不仅有利于肠胃消化，还能让西蓝花的营养充分释放并被人体吸收。此外，为了保留西蓝花清脆的口感，在食用西蓝花时可以先放入沸水中焯一下，切忌时间过长，然后捞出凉拌。

18. 空心菜

空心菜是我国土生土长的蔬菜品种之一。空心菜性寒凉，味甘甜，是食用的佳品。不仅如此，它的营养成分也比较丰富，不仅含有多种维生素和矿物质，还富含蛋白质、脂肪等。除此之外，它的药用价值也不可小觑，不仅能够降低体内胆固醇的含量，达到降脂减肥的功效，还能防暑、排毒、防治痢疾等。

（1）空心菜的营养价值：空心菜的营养价值极高，含有人体所需的多种营养物质，如维生素、蛋白质以及钙、铁、磷等微量元素。空心菜含有水溶性的膳食纤维——果胶，能够加快肠道蠕动的速度，达到通便解毒的功效，而它含有的烟酸和维生素 C，具有降低胆固醇和甘油三酯的功效，是减肥朋友的“良药”。此外，空心菜含有的叶绿素，具有美容、养颜的功效。

（2）空心菜与糖尿病：空心菜属寒性，汁液能够抑制金黄色葡萄球菌和链球菌发挥作用，从而达到防止感染的目的；紫色的空心菜富含胰岛素成分，而胰岛素能够降低机体内的血糖含量，是糖尿病患者食疗的佳品。而空心菜的菜梗比较硬，不宜炒食，我们可以把新鲜空心菜的菜梗和玉米的须一同煮，然后喝其汤汁，每日 2～3 次，这样也能很好地达到降低血糖含量的目的。

19. 茄子

茄子“性情”寒凉，是夏季的蔬菜佳品。它的营养也很丰富，含有蛋白质，维生素，钙、铁、磷等多种矿物质和微量元素。而它的药用价值也不逊于它的营养价值，不仅能消暑、降温、止痛，还能很好地防治高血压和便秘等。

（1）茄子的营养价值：茄子是一种营养价值很高的蔬菜。茄子中的龙葵碱具有抑制肿瘤生长的功效，是预防癌症的首选蔬菜；茄子紫色的皮中含有多种胆碱，具有清热解毒和消肿利尿的功效；富含维生素 E，经常食用可以延年益寿；茄子性凉，可以清热解毒、消肿止痛。此外，它含有丰富的铁元素，是预防和治疗缺铁性贫血的食疗佳蔬。

(2)茄子与糖尿病:茄子中含有的类黄酮不可小觑。类黄酮是天然保健物质,功效十分强大,首先可以使细胞的黏附力得到加强;其次可以让毛细血管的弹性得到提高,进而抑制毛细血管的渗透功能;第三,它强大的抗氧化能力可以改善体内的血液循环。此外,茄子含有的皂苷能够提高机体免疫力。由此可见,糖尿病患者可以把茄子列入自己的营养食谱。

注意:茄子的皮含有丰富的营养物质,在食用的时候尽量不要去掉茄子的皮,这样才能很好地发挥茄子的保健功效。此外,因为茄子内的营养物质和类黄酮易溶解于水,所以在烹饪茄子时要尽量在烹制前切开、冲洗,并尽快烹制,这样才能最大限度地保留营养成分。

九、识别降糖中药

现代研究证明,许多单味中药具有降血糖的作用,其通过"滋阴、活血、补肾"的功效来改善糖尿病的症状,预防和缓解并发症。中医药治疗糖尿病与治疗其他疾病一样,其特点是重视患者的个体差异性和复方的使用。糖尿病患者可在中医师指导下辨证组方应用,或与西药合用,且只能作为糖尿病治疗的辅助措施。

1. 玉竹

(1)药材介绍:玉竹生于山野阴湿处、林下及灌丛中,主产于湖南、河南、江苏、浙江。《本草经集注》云:"茎干强直,似竹箭杆,有节。"故有玉竹之名。植物的根茎可供药用,中药名亦为玉竹,秋季采挖,洗净,晒至柔软后,反复揉搓,晾晒至无硬心,晒干,或蒸透后,揉至半透明,晒干,切厚片或段用。

玉竹性味甘平,具有滋阴润肺、生津养胃、润燥止渴的功效。《本草正义》曰:"治肺胃燥热,津液枯涸,口渴嗌干等症,而胃火炽盛,燥渴消谷,多食易饥者,尤有捷效。"

(2)药理作用:

◎玉竹对缓解糖尿病病情很有帮助。从现代药理研究来看,玉竹含有配糖体,即玉竹素和玲兰素及多量黏液质,其配糖体有类似洋地黄成分的药理作用。以0.5克/千克玉竹浸剂给家兔肌肉注射,可使血糖升高。口服玉竹浸膏，则血糖先升后降，对肾上腺素引起的高血糖有显著的抑制作用，对葡萄糖、四氧嘧啶引起的大鼠高血糖也有抑制作用。

◎中医认为玉竹根茎中含有甲种、乙种葳蕤素及多量黏液等，为强壮滋养药，有降低血糖的作用。因此，玉竹在医生的指导下使用，适宜糖尿病合并高血压病、心脏病的患者。

(3)服用宜忌：

◎胃有痰湿气滞者忌服玉竹。

◎阴虚体质者适宜服玉竹。

2. 黄精

(1)药材介绍：黄精生长于阴湿的山地灌丛中及林边，广布于长江以北各省，主产于河北、内蒙古。黄精野生品，春秋两季采挖；栽培品，栽后3～4年秋季地上部分枯萎采收。挖出根状茎，除去须根蒸10～20分钟后取出，晾晒，边晒边揉至全干。

黄精甘、平，归脾、肺、肾经。具有补气养阴、健脾、润肺、益肾功能。用于治疗脾胃虚弱、体倦乏力、口干食少、肺虚燥咳、精血不足、内热消渴等症。

(2)药理作用：

◎黄精主要含有黏液质、淀粉及糖类，囊丝黄精的根茎含天冬氨酸、高丝氨酸、洋地黄糖苷以及多种蒽醌类化合物。药理试验表明，黄精煎剂可使正常动物的血糖先升后降，对肾上腺素高血糖动物有明显的降血糖作用。

◎黄精中的甲醇提取物，有利于抑制肾上腺素引起的血糖浓度升高现象，使其血糖浓度降低，抑制肝糖分解；黄精能够有效抑制肾上腺皮质的分泌，调节和改善脂肪和糖代谢系统紊乱的情况，使其恢复平衡状态。此外，黄精还可以降低血管中胆固醇的含量，有效预防动脉粥样硬化。

(3)服用宜忌：

◎凡脾虚有湿、咳嗽痰多及中寒泄泻者均忌用黄精。

◎黄精服用量不可过大，否则易致气滞，最好与陈皮这类理气药相配。

3. 生地黄

(1)药材介绍：玄参科多年生草本植物地黄的新鲜或干燥的块根。主产于我国河南、河北、内蒙古及东北。大部分地区有栽培。秋季采挖，鲜用或干燥切片生用。熟地黄为生地黄经加黄酒拌蒸至内外色黑、油润,或直接蒸至黑润而成,切厚片用。李时珍对生地黄的评价是:“服之百日面如桃花,三年轻身不老。”

生地黄具有清热凉血、养阴生津的功效。《药性赋》:“味甘、苦,性寒,无毒。沉也,阴也。其用有四:凉心火之血热,泻脾土之湿热,止鼻中之衄热,除五心之烦热。”《药性论》:“君。能补虚损,温中下气,通血脉。治产后腹痛,主吐血不止。又云生地黄,味甘,平,无毒。解诸热,破血,通利月水闭绝。不利水道,捣敷心腹,能消瘀血。病人虚而多热,加而用之。”

(2)药理作用:

◎地黄苷D、地黄寡糖对鼠自发性糖尿病或四氧嘧啶性糖尿病有降血糖的作用,可增加血液胰岛素及肝糖原含量,降低肝葡萄糖-6-磷酸酶活性,调节肠道菌群功能。地黄中富含的低聚糖成分,不仅能够有效恢复实验性糖尿病鼠的系统正常工作,还能调节机体自身高血糖的状态,使其控制在正常的水平之内。

◎含生地黄的复方制剂可以治疗糖尿病下肢溃疡。

(3)服用宜忌:

◎脾胃有湿邪及阳虚者忌服生地。

◎勿令犯铜铁器。

4.麦冬

(1)药材介绍:麦冬生于海拔2 000米以下的山坡阴地、林下、溪边,主产于浙江、四川、江苏等地,尤以浙江、杭州一带所产品质最佳。野麦冬多在清明后采挖。夏季采挖,洗净,反复暴晒、堆置,至七八成干,除去须根,干燥。《别录》:“麦门冬,叶如韭,冬夏长生,生函谷川谷及堤坂肥土石间久废处。二月、三月、八月、十月麦冬采,阴干。”

麦冬,甘、微苦,微寒。归心、肺、胃经。有养阴润肺、益胃生津、清心除烦之功效,用于肺燥干咳,阴虚痨嗽,喉痹咽痛,津伤口渴,内热消渴,心烦失眠,肠燥便秘。《名医别录》:“疗身重目黄,心下支满,虚劳客热,口干烦渴,止呕吐,愈痿蹶,强阴益精,消谷调中,保神,定肺气,安五脏,令人肥健。”

(2)药理作用:

◎动物试验显示，麦冬多糖明显降低正常小鼠的血糖，同时对葡萄糖、肾上腺素、四氧嘧啶所致的小鼠高血糖具有明显的降低作用。麦冬多糖的降血糖作用与剂量呈正相关，其作用可能与增加胰岛素分泌有关。

◎能提高免疫功能；对多种细菌有抑制作用；能增强垂体肾上腺皮质系统功能，提高机体适应能力；有抗心律失常和扩张外周血管的作用；能提高耐缺氧能力；有降血糖作用。

（3）服用宜忌：

◎麦冬性寒质润，滋阴润燥作用较好，适用于阴虚内热、干咳津亏之象的病症，不宜用于脾虚运化失职引起的水湿、寒湿、痰浊及气虚明显的病症。

◎凡脾胃虚寒泄泻、胃有痰饮湿浊及暴感风寒咳嗽者均忌服麦冬。

5. 玉米须

（1）药材介绍：玉米须，最早药用记载见于1476年的《滇南本草》，是我国传统的中药材。在全国各地均有分布。为禾本科植物玉蜀黍的花柱，药用部位为玉米须的花柱，一般在夏秋收获玉米时采收，晒干或烘干，生用。

玉米须，甘、淡，性平；归肾、肝、胆经；质轻渗降。具有利尿消肿、平肝利胆的功效，是消肿之良药。主治水肿、小便淋沥、黄疸、胆囊炎、胆石症、高血压病、糖尿病、乳汁不通。

（2）药理作用：

◎动物实验表明，玉米须的发酵制剂对家兔有明显的降血糖作用；水煎剂7.5克/千克、15克/千克、30克/千克灌胃，连续7天，对四氧嘧啶所致的小鼠糖尿病有显著的治疗作用，对葡萄糖、肾上腺素引起的小鼠高血糖也有明显的降血糖作用。但呈现明显的量效关系，对正常小鼠血压无明显影响。提示玉米须可能有双肌类降糖药物的作用。

◎玉米须对人体有利尿作用，可致血中氯化物浓度增加，然后尿量和尿中氯化物含量增加。其利尿作用机制主要是肾外性的，与咖啡因合用有协同作用。玉米须8～10克制成煎剂口服，对正常人有轻度利尿作用，但弱于猪苓和咖啡因。

（3）服用宜忌：

◎一般人均可食用。

◎选用玉米须以当年新鲜玉米须为佳(陈玉米须药性较差)。

6.何首乌

(1)药材介绍:野生何首乌主产于我国河南、湖北、安徽、四川一带。现代人工种植技术以贵州省和江苏省的广植技术最为普遍。入药部位是植物何首乌的块根,立秋之后采挖,切厚片,干燥;或用黑豆煮汁拌何首乌,再蒸至内外均呈棕黄色,晒干。前者称为生首乌,后者称为制首乌。二者功效不同,服用时注意分清。

何首乌,味苦、甘、涩,性微温,归肝、肾经,不寒不燥,又无腻滞之弊,故为补肝肾、乌须发之佳品。制用,补益精血;生用,解毒,截疟,润肠通便。《本草纲目》记载,何首乌“气温苦涩,苦则补肾,温补肝,能收敛精气,所以养血益肝,固精益肾,健筋骨,乌髭发,为滋补良药”。

(2)药理作用:

◎制首乌对去甲肾上腺素饥饿小鼠肝糖原积累有促进作用,使肝糖原明显增加。何首乌对血糖的影响有一定的时效关系,给家兔口服首乌煎剂后30、60分钟内血糖升高达峰值,之后逐渐下降,6小时后血糖比正常低。

◎高脂血症大鼠每日灌胃何首乌4克/千克,连续10日,能较显著地降低大鼠血清总胆固醇(TC)及血清甘油三酯(TG)的含量,同时还能减少动脉粥样斑块的形成。因此,常服何首乌不仅对糖尿病患者有不错的效果,对糖尿病并发高脂血症、动脉硬化患者也有益。

(3)服用宜忌:

◎在服用何首乌的同时,应注意忌服铁剂。另外,煎药时忌用铁器。

◎平素大便溏薄者要忌食。

7.山茱萸

(1)药材介绍:山茱萸呈不规则的片状或囊状,表面呈紫红色至紫黑色,皱缩,有光泽,顶端有的有圆形宿萼痕,基部有果梗痕。秋末冬初果皮变红时采收果实,用文火烘或置沸水中略烫后,及时除去果核,干燥。本品质柔软,气微,味酸,性微温。

中医认为,山茱萸入肝、肾二经,有补益肝肾、收敛固涩、补虚固脱、滋阴敛汗之功。本品既能补肝肾之阴,又能温补肾阳,为一味平补阴阳的要药。《本草纲目》载:“山茱萸,主治心下邪气寒热,温中,逐寒温痹,去三虫,久服轻身;有强阴益精、安五脏、通九窍、止小便淋沥之功;久服明目、强力长年。”

(2)药理作用:

◎山茱萸有抗糖尿病的作用。山茱萸醇提取物对四氧嘧啶和肾上腺素性糖尿病大鼠有明显的降血糖作用。对链脲佐菌素(STZ)所形成的糖尿病大鼠亦有类似作用,但对正常大鼠血糖无明显影响,提示山茱萸对胰岛素依赖性糖尿病患者有一定的治疗作用。

◎山茱萸的乙醚提取物具有明显的降低尿糖作用。实验表明:山茱萸粉剂、乙醚提取物及进一步分离的乌苏酸均能明显地降低血糖、尿糖、饮水量和排尿量,说明乌苏酸是山茱萸抗糖尿病的活性成分。

(3)服用宜忌:

山茱萸味酸涩,凡命门火炽、强阳不痿、素有湿热、小便淋涩者忌服。

8.女贞子

(1)药材介绍:女贞子呈卵形、椭圆形或肾形,表面呈黑紫色或灰黑色,皱缩不平,基部有果梗痕或具宿萼及短梗,体轻,外果皮薄,中果皮较松软,易剥离,内果皮木质,黄棕色,具纵棱,破开后种子通常为一粒,肾形,紫黑色,油性。女贞移栽后4～5年开始结果,在每年12月果实变黑而有白粉时打下,除去梗、叶及杂质,晒干或置热水中烫过后晒干。

中医认为,女贞子,味甘、苦,性平,归肝、肾经。有补益肝肾、强腰膝、明耳目、乌须发的功效。《本草纲目》称其“强阴,健腰膝,变白发,明目”。《本草备要》言其“益肝肾,安五脏,强腰膝,明耳目,乌须发,祛风湿,除百病”。

(2)药理作用:

◎齐墩果酸50、100毫克/千克皮下注射,连续7日,可降低正常小鼠血糖,对四氧嘧啶引起的小鼠糖尿病有预防及治疗作用,也能对抗肾上腺素或葡萄糖引起的小鼠血糖升高。

◎女贞子粗粉20克/只拌入食料中喂饲,对实验性高脂血症兔可降低血清胆甾醇及甘油三酯含量,并使主动脉脂质斑块及冠状动脉粥样斑块形成消减。女贞子成分齐墩果酸30毫克/千克拌入饮料喂饲大鼠,0.4%齐墩果酯混悬液0.5毫升给兔灌胃,对高脂血症大鼠、兔均有降血脂作用。

(3)服用宜忌：

◎脾胃虚寒及肾阳不足者禁服。

◎脾胃虚寒泄泻及阳虚者忌服。《本草经疏》：当与保脾胃药及椒红温暖之类同施，不则恐有腹痛作泄之患。

9.桑白皮

(1)药材介绍：桑白皮为桑除去栓皮的干燥根皮，呈条片状切片，常弯曲或成筒状。外表面黄白色，残留有棕黄色外皮。内表面淡棕黄色，具细纵纹。分布于全国各地，有栽培，也有野生。冬季采挖，洗净，刮去表面黄色粗皮，纵向剖开皮部，以木槌轻击，使皮部与本部分离，剥取皮部晒干。

桑白皮味甘、性寒，入肺经，有泻肺平喘、利水消肿之功效，可用于肺热咳喘、面目肌肤水肿、小便不利等症。《本草纲目》言其："肺中有水气及肺火有余者宜之。"《药性论》："使，平。能治肺气喘满，水气浮肿，主伤绝，利水道，消水气，虚劳客热头痛，内补不足。"

(2)药理作用：

◎桑白皮中的降血糖成分主要是它含有的蛋白多糖以及微量元素，尤其是它含有的蛋白多糖 moranA1 以及 1-脱氧野尻霉素，对葡萄糖苷酶有很好的抑制作用，能够有效缓解血糖浓度的波动，降低餐后血糖水平。

◎对实验性糖尿病模型大鼠用桑白皮水醇提取物灌胃，结果显示糖尿病大鼠血糖明显下降，但对血脂无明显影响。

(3)服用宜忌：

◎肺虚无火力、便多及风寒咳嗽者忌服桑白皮。

10.知母

(1)药材介绍：知母为多年生草本。其根茎横生于地下，略呈扁圆形，上面密生金黄色长绒毛。春、秋二季采挖，除去须及泥沙，晒干，习称"毛知母"。或除去外皮，晒干。切片入药，生用，或盐水炙用。

知母味苦、甘，清热泻火，生津润燥。性寒而不燥，上能清肺，中能凉胃，下能泻肾火。配以黄芩，则泻肺火；配石膏，则清胃热；配黄柏，则泻肾火。知母既能清实热，又可退虚热，但它滋阴生津的功效较弱，用于阴虚内热、肺虚燥咳及消渴等症，须与滋阴药配伍，才能有效发挥它的作用。

(2)药理作用：

◎知母的水浸提取物，可以有效地降低体内血糖的浓度，具有预防糖尿病的功效；它含有的聚糖成分，能够使高血糖患者的血糖水平显著下降，达到预防和治疗糖尿病的功效。知母水浸提取物，能降低正常兔的血糖水平，特别是对四氧嘧啶性糖尿病兔作用更为显著。

(3)服用宜忌：

◎该品性寒质润，有润肠作用，故脾虚便溏者不宜用。常与石膏配伍。

◎知母气味俱厚，沉而下降，能肃清肝肾之火，理消渴之烦热，是大热、大汗、大渴、脉洪大者的首选药。

11. 黄连

(1)药材介绍：黄连野生或栽培于海拔1 000～1 900米的山谷凉湿荫蔽密林中，栽培4～6年后可采收，以第5年采挖较好，一般均在秋末冬初采收。挖出根茎，除去地上部分及泥土，烘干，趁热装在"撞笼"内撞去须根。

黄连，味苦，性寒，无毒。归心、脾、胃、肝、胆、大肠经。有清热燥湿、泻火解毒之功效。黄连既能清热泻火、清心安眠、凉血止血、解毒止痢，又能缓解阴血不足、心烦不眠之症，还可缓解心火内炽、迫血妄行，以致吐血诸症。《名医别录》："微寒，无毒。主治五藏冷热，久下泄澼、脓血，止消渴、大惊，除水，利骨，调胃，厚肠，益胆，治口疮。"

(2)药理作用：

◎黄连中的成分能抑制肝糖原异生，促进外周组织的葡萄糖酵解，促进2型糖尿病患者的胰岛β细胞再生及恢复正常功能，可有效降低血糖浓度。

◎它的生物碱成分可以增加脂肪细胞的葡萄糖代谢量，对一些炎症因子的活动有很好的抑制作用，而这些炎症因子影响着胰岛素的合成，因此黄连可以调整胰岛素水平。

(3)服用宜忌：

◎本品大苦大寒，过服久服易伤脾胃，脾胃虚寒者忌用。苦燥伤津，阴虚津伤者慎用。

12. 川芎

(1)药材介绍：川芎为伞形科多年生草本植物川芎的根茎，主产于四川。

另外，云南、湖北、贵州、广西壮族自治区等也有出产，系人工栽培。5月下旬采挖，去茎叶，烘干，除去须根，用时润透切片。生用或酒炒、麸炒。本品质坚实，不易折断，断面黄白色或灰黄色，形成层呈波状环纹；气浓香，味苦、辛，稍有麻舌感，微回甜。

川芎味辛性温，具有活血祛瘀、行气开郁、祛风止痛的功效。川芎辛温香燥，走而不守，既能行散，上行可达巅顶；又入血分，下行可达血海。活血祛瘀作用广泛，适宜瘀血阻滞各种病症；祛风止痛，效用甚佳，可治头风头痛、风湿痹痛等症。《纲目》："燥湿，止泻痢，行气开郁。川芎，血中气药也，肝苦急以辛补之，故血虚者宜之；辛以散之，故气郁者宜之。"

(2)药理作用：

◎川芎里含有效成分川芎嗪，川芎嗪可以改善微循环，使其口径、流速、流量、毛细血管数等方面有明显改善，尤以动脉最明显。同时，川芎嗪可使血浆脂质过氧化物降低，可明显改善糖尿病合并心脏病患者的病情。

(3)服用宜忌：

◎风寒头痛、风热头痛、肝火头痛、偏头痛、血管神经性头痛者宜用川芎。

◎高血压性头痛、阴虚火旺者以及月经过多者、孕妇都忌食川芎。

13.葛根

(1)药材介绍：葛根生于山坡草丛中或路旁及较阴湿的地方，是多年生草质藤本，植株全体密生棕色粗毛，块根圆柱状，肥厚，外皮灰黄色内部粉质，纤维性很强。春、秋采挖，洗净，除去外皮，切片，晒干或烘干。晒时应经常翻动，防止雨淋及夜露，以免生霉变色。广东、福建等地切片后，用盐水、白矾水或淘米水浸泡，再用硫黄熏后晒干，色较白净。

葛根性凉，味甘、辛，具有解表退热、生津透疹、升阳止泻的作用。用于外感发热头痛、高血压颈项强痛、口渴、消渴、麻疹不透、热痢、泄泻。《本草拾遗》："生者破血，合疮，堕胎，解酒毒，身热赤，酒黄，小便赤涩。"

(2)药理作用：

◎葛根中含有的独特元素——葛根素，有利于降低体内血糖的浓度，达到预防和治疗糖尿病的目的。葛根所含的黄酮类化合物有降血脂作用，能降低血清胆固醇，降低甘油三酯，因此，葛根对糖尿病患者合并高血压、高血脂也有很好的效果。

◎葛根中含有的黄酮类成分，不仅有利于增强心肌氧代谢的功效，提高心肌代谢的速度，还能扩张血管，改善血液循环，减少血管的外周阻力，提高血液流动的速度，达到降低血压的目的。

(3)服用宜忌：

◎气虚胃寒、食少、消化不良者慎服。

◎张元素："不可多服，恐损胃气。"

14. 桔梗

(1)药材介绍：桔梗主产于安徽、江苏、山东等省，生于山地、草坡等地，同时有人工栽培。药用部位为桔梗的干燥根，一般在种植后第2～3年的春秋采挖，秋季采挖的桔梗体重体实，品质优良。在采挖后除去桔梗的残茎及泥土，刮去外皮，晒干，也可将鲜品切片、烘干、制成饮片，即为生桔梗；用炼蜜拌炒桔梗片，炒至蜜尽色黄，即为炙桔梗。

桔梗，味苦、辛，性平，归肺经。是化痰、止咳、平喘之要药，用于咳嗽痰多、胸闷不畅、咽痛、音哑、肺痈吐脓、疮疡脓成不溃。《药性本草》记载："桔梗能够治下痢，破血，去积气，消积聚，痰涎，主肺热气促嗽逆，除腹中冷痛，主中恶及小儿惊痫。"

(2)药理作用：

◎桔梗中含有的皂苷成分，有利于血管的扩张，减轻血管外周阻力，达到降低血压和血糖浓度的目的，从而有效预防和治疗糖尿病。水和醇提取物500毫克/千克连续4天灌胃，对实验性四氧嘧啶糖尿病兔亦有降血糖作用，降低的肝糖原在用药后也见恢复，且能抑制食物性血糖上升，醇提取物的作用较水提取物强。

(3)服用宜忌：

◎阴虚久嗽、气逆及咳血者忌服。

15. 蛤蚧

(1)药材介绍：蛤蚧形似壁虎而大，头尾四足及体腔均用竹片撑直呈扁片状。其头长圆，略呈三角形，眼大而凹陷成窟窿；背部呈黑色，脊椎骨及两侧肋骨均呈嵴状突起，全身密布圆形、多角形而微有光泽的细鳞；气腥味咸，以体大尾粗、长、全者为佳。药用部位为蛤蚧除去内脏的干燥全体。剖开蛤蚧，取出内脏，用干布擦干，用竹片将其四肢、头、腹撑开，并用白纸将尾巴固定于竹片上，再用微火烘干；或除去竹片，截去头足、鳞片，切小块，用黄酒浸泡，微火烘干，即为酒蛤蚧。

蛤蚧性平，味咸，入心、肾二经，具有补肺肾、益精血、止咳定喘的功效，可缓解虚劳咳嗽、气喘、咯血、消渴、阳痿等症。李时珍誉它“补肺止渴，功同人参”。

(2)药理作用：

◎蛤蚧醇提取物对正常或去肾上腺大鼠的蛋清性足肿胀有明显的抑制作用。另外，蛤蚧身或尾醇提取物对四氧嘧啶造成的高血糖小鼠有一定的降血糖作用。

(3)服用宜忌：

◎《本草再新》：温中益肾，固精助阳，通淋，行血。蛤蟹尾能治疝。

16. 苍术

(1)药材介绍：苍术呈不规则连珠状或结节状圆柱形，略弯曲，偶有分支，长3～10厘米，直径1～2厘米。其表面呈灰棕色，有皱纹、横曲纹及残留须根，顶端具茎痕或残留茎基；质坚实，断面黄白色或灰白色，散有多数橙黄色或棕红色油室，暴露稍久，可析出白色细针状结晶。

苍术味辛、苦，性温，归脾、胃、肝经。外能祛风除湿、解表发汗，内能健脾燥湿，凡湿邪为患，不论内外，均可使用。苍术用于改善糖尿病病情，适用于湿滞型糖尿病。《本草纲目》记载：“苍术，治湿痰留饮，或挟瘀血，及脾湿下流，浊沥带下，滑泻肠风。”

(2)药理作用：

◎苍术能够明显降低糖尿病患者体内的血糖浓度，具有预防和治疗糖尿病的作用。苍术煎剂灌胃给药或醇浸剂皮下给药，可使正常家兔血糖水平升高，但对四氧嘧啶性糖尿病家兔则有降血糖作用。苍术水提物灌胃可使链脲佐菌素诱发的大鼠高血糖水平降低。

◎苍术还能够扩张血管、减轻血管外周阻力，增加血液循环，从而达到降低血压和血脂的目的。

(3)服用宜忌：

◎阴虚内热，气虚多汗者忌服苍术。

17. 牛蒡

(1)药材介绍：牛蒡为菊科草本直根类两年生草本植物，其子、根、茎、叶均可入药。牛蒡的营养价值很高，为中国古老的药食两用蔬菜，明朝李时珍称其“剪苗淘为蔬，取根煮，曝为脯，云其益人”，《本草纲目》中详载其“通十二经脉，除五脏恶气”。

牛蒡味辛、苦，性寒，入肺、肝、胃经，有疏散风热、解毒透疹、清利咽喉、消肿止痛的功效，可治疗外感风热、咽喉肿痛、热毒疮痈、疹出不畅等症。《唐本草》记载：“主牙齿疼痛，劳疟，脚缓弱，风毒，痈疽，咳嗽伤肺，肺壅；疝瘕，积血。主诸风，症瘕，冷气。”

(2)药理作用：

◎牛蒡中所含的膳食纤维和胡萝卜素特别丰富，而糖尿病患者体内的胡萝卜素与一般人比较略低，胡萝卜素能对抗体内破坏胰岛素的自由基，对糖尿病有好处。

◎牛蒡中的菊糖属于果寡糖类，是人体无法消化的水溶性膳食纤维，它能帮助糖类和脂肪的分解，延缓餐后血糖上升速度，帮助糖尿病患者控制血糖。

(3)服用宜忌：

◎本品性寒而滑利，有滑肠通便之弊，故脾虚腹泻者应慎用。炒用寒性略减。

18. 三七

(1)药材介绍：三七为五加科植物三七的块根，因其播种后3～7年挖采而且每株长3个叶柄，每个叶柄生7个叶片，故名“三七”。其茎、叶、花均可入药。三七主产于云南文山、砚山等地。因常在春冬两季采挖，又分为“春七”和“冬七”。由于三七同为人参属植物，而它的有效活性物质又高于和多于人参，《本草拾遗》中写道：“人参补气第一，三七补血第一，味同而功异，故称人参三七。”

中医认为，三七味甘、微苦，性温，入胃、心、肺、大肠经，有滋补强壮、止血活血、散瘀定痛之功效。三七可以内服也能外用。其最大特点就是止血而不留瘀，散瘀而不伤血，同时还能止痛。《玉楸药解》云：“三七和营止血，通脉行瘀，行瘀血而敛新血。”

（2）药理作用：

◎现代药理学研究认为，三七有止血、活血、补血的作用。三七可扩张血管、降低血压，改善微循环，增加血流量，预防和治疗心脑组织缺血、缺氧症，还可双向调节血糖，降低血脂、胆固醇含量，抑制动脉硬化。另外，三七还有增强免疫力、保肝、镇痛、镇静、抗炎、抗衰老、抗肿瘤的作用。

（3）服用宜忌：

◎孕妇忌服。

17. 灵芝

（1）药材介绍：为多孔菌科真菌赤芝或紫芝的干燥子实体。全年采收，除去杂质，剪除附有朽木、泥沙或培养基质的下端菌柄，阴干或在40～50℃烘干。其功能应验，灵通神效，故名灵芝，又名“不死药”，俗称“灵芝草”。

灵芝，味甘、性平，归心、肝、脾、肺、肾经。有补气安神、止咳平喘的功效。主治心神不宁、失眠、惊悸、咳喘痰多、虚劳证。《神农本草经》把灵芝列为上品，谓紫芝“主耳聋，利关节，保神益精，坚筋骨，好颜色，久服轻身、不老、延年”；谓赤芝“主胸中结，益心气，补中增智慧不忘，久食轻身不老，延年成仙”。

（2）药理作用：

◎促进组织对糖的利用，服用灵芝后可取代胰岛素抑制脂肪酸的释出，可改善血糖、尿糖等症状。灵芝中的水溶性多糖，可减轻非胰岛素依赖型糖尿病的发病程度。

◎对于粥样硬化斑块已经形成者，则有降低动脉壁胆固醇含量、软化血管、防止进一步损伤的作用，并可改善局部微循环，阻止血小板聚集。

（3）服用宜忌：

◎新鲜的灵芝可以直接食用，但其保存期很短。市场上散装的灵芝，使用前最好清洗干净。

◎实证慎服。

◎《本草经集注》：“恶恒山。畏扁青、茵陈蒿。”

20. 人参

(1)药材介绍：由于根部肥大，形若纺锤，常有分叉，全貌颇似人的头、手、足和四肢，故而称为人参。喜寒冷、湿润气候，忌强光直射，抗寒力强。人参被人们称为“百草之王”。

人参性平，味甘、微苦，性微温。归脾、肺、心经。有大补元气、复脉固脱、补脾益肺、生津止渴、安神益智的功效。主治元气虚脱、肺脾心肾气虚证。《神农本草经》中就认为，人参有“补五脏、安精神、定魂魄、止惊悸、除邪气、明目开心益智”的功效。

(2)药理作用：

◎人参中富含的人参多肽，有利于糖原加速分解和控制体内的乳酸合成肝糖原，进而降低体内血糖的含量；人参中含有的皂苷单体、人参多糖等物质成分，可以抵抗胰高血糖素的作用，调节与糖尿病脂代谢有关的激素，而增强胰岛素对糖的代谢能力，有利于血糖浓度降低。

◎人参多肽刺激了琥珀酸脱氢酶和 CCD 的活性，使糖的有氧氧化作用增强。人参多糖亦可使丙酮酸含量增加，并抑制乳酸脱氢酶活性，使乳酸减少。人参多糖还可增强琥珀酸脱氢酶和细胞色素氧化酶的活性。人参总皂甙可以刺激分离的大鼠胰岛释放胰岛素，并可促进葡萄糖引起的胰岛素释放。

(3)服用宜忌：

◎实证、热证而正气不虚者忌服。

◎忌饮茶。服人参后不可饮茶，以免使人参的作用受损；人参忌与葡萄同吃，葡萄中含有鞣酸，极易与人参中的蛋白质结合生成沉淀，影响吸收而降低药效。

◎反藜芦、畏五灵脂、恶皂荚，应忌同用。

21. 黄芪

(1)药材介绍：黄芪为豆科植物蒙古黄芪或膜荚黄芪的根。主产于中国的内蒙古、山西、黑龙江等地。春、秋两季采挖，除去须根及根头，晒干，切片，生用或蜜炙用。李时珍在《本草纲目》中释其名曰：“耆，长也。黄耆色黄，为补药之长，故名。”

黄芪味甘，性微温，归肝、脾、肺、肾经。有益气固表、敛汗固脱、托疮生肌、利水消肿之功效。《本草备要》:“黄芪,生用固表,无汗能发,有汗能止;炙用补中,益元气,壮脾胃。生血,生肌,排脓内托,疮痈圣药。痘疹不起,阳虚无热者宜之。”

(2)药理作用:

◎黄芪中含有的黄芪多糖和黄芪皂苷,可以有效调节体内糖的代谢,明显控制体内葡萄糖的含量,有效抵制因肾上腺素分泌导致的血糖含量升高,达到降低血糖的目的;另外,还可以促进糖的分解,当体内含糖量过低时,就会增加糖的代谢,所以说黄芪对体内的糖代谢是一个双向调节的过程。

◎此外,黄芪还能减轻外周血管、脑血管的阻力,达到舒张血管的目的,改善高血糖状况。

(3)服用宜忌:

◎表实邪盛,气滞湿阻,食积停滞,痈疽初起或溃后热毒尚盛等实证,以及阴虚阳亢者,均须禁服。

◎《本草汇纂》:“反藜芦,畏五灵脂、防风。”

22.玄参

(1)药材介绍:主要产于浙江、重庆南川。冬季茎叶枯萎时采挖,除去根茎、子芽、须根及泥沙,晒或烘至半干,堆放3～6天,反复数次至干。生于溪边、山坡林下及草丛中。质坚实,不易折断,断面黑色,微有光泽。气特异似焦糖。含微量挥发油、植物甾醇、油酸、亚麻酸、左旋天冬酰胺及生物碱。

玄参,味甘、苦、咸,性微寒,归肺、胃、肾经。可清热凉血、泻火解毒、滋阴。用于温热病热入营血,热病伤阴之证。《本草正言》曰:“玄参,此物味苦而甘,苦能清火,甘能滋阴,以其味甘,故降性亦缓。”

(2)药理作用:

◎玄参可以阻止体内肌糖原和肝糖原的生成,从而减少体内氧气的消耗,提高体内乳酸的含量,达到降低体内血糖的目的。它含有的玄参多糖成分,可以有效控制体内糖原的合成,加快体内糖代谢的速度,从而有效预防糖尿病。

◎玄参有利于体内血管扩张,加速体内血液循环,达到控制血压的目的。健康犬及“肾型高血压”犬,口服煎剂2克/千克,每日2次,均表现降压作用,对后者的降压作用较前者更显著,剂量减少时,降压作用的出现则延缓。

(3)服用宜忌：

◎脾胃虚寒、食少便溏者不宜服用。

◎反藜芦。

23.枸杞子

(1)药材介绍：为茄科植物宁夏枸杞的干燥成熟果实。夏、秋二季果实呈红色时采收，热风烘干，除去果梗。或晾至皮皱后，晒干，除去果梗。李时珍云："枸杞，二树名。此物棘如枸之刺，茎如杞之条，故兼名之。"

枸杞子，味甘，性平，归肝、肾、肺经。有养肝、滋肾、润肺之功效。主治肝肾亏虚、头晕目眩、目视不清、腰膝酸软、阳痿遗精、虚劳咳嗽、消渴引饮。

(2)药理作用：

◎枸杞能降低体内血糖的含量，让糖耐量得到提高，从而使血糖含量保持在一个比较健康的范围。枸杞提取物可显著而持久降低大鼠血糖，提高糖耐量，且毒性较小。枸杞子浸膏6克/千克，腹腔注射，可使兔血糖2～3小时内降低13%左右，以后逐渐恢复。有人认为其降血糖作用乃由于其中含有胍的衍生物。

◎枸杞中含有水溶性的枸杞多糖，它不仅可以有效增强体内的新陈代谢速率，达到通便的功效，还能够调节肝脏的功能，减少体内胆固醇和甘油三酯的含量，从而保证肝脏的正常运转，抑制脂肪肝的形成。

◎枸杞中含有的胡萝卜素、维生素以及钙、铁等矿物质，能够很好地缓解眼部疲劳，治疗慢性眼病，是眼睛的"守护神"。

(3)服用宜忌：

◎脾虚泄泻者不宜食用。

◎感冒发热患者不宜食用。

24.地骨皮

(1)药材介绍：生于山坡、田野向阳干燥处，为茄种植物枸杞等的根皮。春初或秋后采挖，洗净泥土，剥下根皮，晒干。质脆，折断面分内外两层，外层较厚，土黄色；内层类白色。微有香气，味稍甜。

地骨皮，味甘，性寒，归肺、肝、肾经。有凉血除蒸、清肺降火之功效。用于阴虚潮热、骨蒸盗汗、肺热咳嗽、咯血、衄血。《别录》曰："主风湿，下胸胁气，客热头痛，补内伤大劳嘘吸，坚筋，强阴，利大小肠，耐寒暑。”

（2）药理作用：

◎地骨皮在食用后会短时间让体内血糖升高，然后血糖就会持续走低，达到降低血糖的目的。地骨皮鬃毛的提取物胍的衍生物，能够持久而显著地降低血糖。家兔皮下注射地骨皮浸膏，亦可使血糖降低。地骨皮水煎剂对四氧嘧啶糖尿病小鼠胰岛β细胞的形态结构损害有一定的减轻作用。地骨皮的煎剂具有很好的降低血糖、血脂的功效，可有效控制糖尿病患者的病情。

◎复方地骨皮冲剂以5克/千克和2克/千克剂量给正常小白鼠灌胃，结果显示对正常小白鼠的血清总胆固醇和甘油三酯均有显著的降低作用。

（3）服用宜忌：

◎脾胃虚寒者忌服。

◎《医学入门》：“忌铁。”

25.天花粉

（1）药材介绍：春、秋季均可采挖，以秋季采者为佳。挖出后，洗净泥土，刮去粗皮，切成10～20厘米长段，粗大者可再切对开，洗净，除去外皮，切段或纵剖成瓣，干燥。

天花粉味甘、微苦，性微寒。归肺、胃经。具有清热生津、消肿排脓的作用。用于热病烦渴、肺热燥咳、内热消渴、疮疡肿毒。《本草汇言》曰：“天花粉，退五脏郁热，如心火盛而舌干口燥，肺火盛而咽肿喉痹，脾火盛而口舌齿肿，痰火盛而咳嗽不宁。”

（2）药理作用：

◎天花粉中含有可以降血糖的多糖，如果与其他一些中草药搭配使用可以更加增强其对糖尿病的功效。比如将各15克的天花粉和麦冬、葛根、生地黄、知母以及50克的石膏，一起用水煎服，每天喝2次，坚持服用20～30天，对改善糖尿病症状有明显的疗效。

（3）服用宜忌：

◎脾胃虚寒、大便滑泄者忌服。

◎不宜与乌头类药材同用。

26.西洋参

(1)药材介绍:本品为五加科植物西洋参的干燥根。均系栽培品,秋季采挖,洗净,晒干或低温干燥。选取生长3～6年的根,于秋季挖采,除去分支、须尾,晒干。喷水湿润,除去外皮,再用硫黄熏之,晒干后,其色白起粉者,称为粉光西洋参。挖起后即连皮晒干或烘干者,为原皮西洋参。

本品味甘、微苦,性凉,归心、肺、肾经。具有补气养阴、清热生津的作用。用于气虚阴亏、内热、咳喘痰血、虚热烦倦、消渴、口燥咽干。《本草从新》曰:"补肺降火,生津液,除烦倦。虚而有火者相宜。"

(2)药理作用:

◎西洋参可以加快糖在体内代谢的速度,达到降低血糖浓度的目的;促进胰岛素分泌,调节胰岛功能,有效辅助治疗糖尿病。

◎西洋参中含有的皂苷成分,有利于扩张血管,减缓血管外周阻力,达到降低血压的目的;西洋参还可以促进血液循环,增强血液的活力,减缓血小板凝固速度,从而有效预防动脉粥样硬化。

(3)服用宜忌:

◎服用的同时不能喝浓茶,因茶叶中含有多量的鞣酸,会破坏西洋参中的有效成分。

◎不能和萝卜一起服用。

27.莲子心

(1)药材介绍:为睡莲科植物莲的成熟种子的绿色胚芽。秋季采收莲子时,从莲子中剥取,晒干。干燥的莲心,略成棒状,长1.2～1.6厘米。质脆,易折断,断面有多数小孔。气无,味苦。以个大、色青绿。未经煮者为佳。

莲子心味苦,性寒,归心、肺、肾三经。具有清心、去热、止血、涩精的功效。用于治疗心烦、口渴、吐血、遗精、目赤肿痛。《本草再新》曰:"清心火,平肝火,泻脾火,降肺火。消暑除烦,生津止渴,治目红肿。"

(2)药理作用:

◎莲子心中含有的类黄酮物质,具有明显的降低血糖的功效。它不仅具有类似胰岛素的作用,还能促进机体胰岛素的分泌,达到预防和治疗糖尿病的目的。

◎莲子心含有的生物碱，能够减轻血管外周的阻力，扩张血管，加速血液循环。

（3）服用宜忌：

◎莲子心，苦寒之品，不宜久服。

28.刺五加

（1）药材介绍：为五加科植物刺五加和五梗五加的根皮，生于山坡林中及路旁灌丛中。夏、秋两季采收，挖取根部，除掉须根，刮皮，抽去木心，晒干或炕干。

本品味辛、苦、微甘，性温，归肝、肾经。有祛风湿、补肝肾、强筋骨、活血脉的功效。主治风寒湿痹、腰膝疼痛、筋骨痿软、行动迟缓、体虚羸弱等症。李时珍言："五加治风湿，壮筋骨，其功良深，宁得一把五加，不用金玉满车。"

（2）药理作用：

◎刺五加具有双向调节内分泌的功能，能减弱四氧嘧啶对胰岛细胞的损伤，促进胰岛素的分泌，抑制胰岛素抵抗，适量食用有辅助治疗糖尿病的功效。

◎刺五加能改善血液供应，促进神经细胞功能恢复，提高神经传导速度，有利于糖尿病周围神经病变的恢复。

（3）服用宜忌：

◎阴虚火旺者慎服。

十、浓缩汉方智慧最常用的降糖方剂

1.消渴方

原料药材：天花粉、黄连、生地黄、藕节。

主要功效：黄连能降火；天花粉能清热；生地黄、莲藕汁能生津，所以此方有清热润肺、生津止渴的作用，适用于上消型患者。

中医提示：上消型患者如属肺肾阴虚，可以再加上知母、麦冬以补肾养阴、清热解渴、润燥祛湿。

2.降火逍遥散

原料药材：当归、白术、柴胡、薄荷、白芍、甘草、生姜、栀子、牡丹皮。

主要功效：此方舒肝解郁、健脾理气，可改善糖尿病患者腹胀、容易紧张的症状。

中医提示：糖尿病患者经辨证为肝郁化热者，不宜放入容易使气体堵滞的白术，应用清热养阴的天花粉代替；如果内热症状明显，可以酌量加入黄芩。

3. 四君子汤

原料药材：白术、党参、茯苓、炙甘草、半夏、陈皮、砂仁、木香。

主要功效：此方可以补强脾胃、化湿理气，这是由于本方是以四君子汤为基搭配其他药材而成。半夏、陈皮能除痰化湿；砂仁、木香相加能调畅气机。多用来治疗糖尿病精神萎靡、食欲不佳者。

中医提示：如果患者食用后出现舌红少苔、便秘等阴虚症状，可以加玄参、生地黄等，以增加补阴效果。

4. 增津润肠丸

原料药材：厚朴、大黄、白芍、枳实、麻仁。

主要功效：此方常用来治疗糖尿病患者并发便秘症状，具有清热、滋阴、增液的作用。方剂中的大黄、枳实、厚朴味苦性寒，具有泻下的作用，能治疗便秘；杏仁、麻仁作为辅药，有增津、润肠的功效。

中医提示：此方不适合那些因做腹腔手术引起便秘的人，也不宜糖尿病患者长期服用。此外，孕妇或者哺乳期女性慎用此方。

5. 祛瘀活血汤

原料药材：赤芍、甘草、红花、枳壳、柴胡、桔梗、桃仁、当归、川芎、牛膝、生地黄。

主要功效：本方有活血祛瘀、行气止痛的作用，还具有扩张血管、解除痉挛以及镇静神经的效果。

中医提示：孕妇不宜使用活血祛瘀的药材，以免加强其气血的运行速度。另外，糖尿病患者在不确定是否有瘀血的症状时也不宜使用。

6. 调味温胆汤

原料药材：陈皮、甘草、茯苓、枳实、黄连、竹茹。

主要功效：枳实、竹茹有清胆、泻胃热的功效；半夏、陈皮、茯苓、甘草能除湿祛痰；黄连则能清热降火。这些中药合用，就能发挥本方清利湿热、调和胆胃的作用，所以改善糖尿病患者口干舌燥、舌苔厚症状的功效就会越发显著。

中医提示:加入天花粉、麦冬,对口渴症状明显者更具疗效。

7. 六味地黄丸

原料药材:泽泻、熟地黄、山茱萸、茯苓、山药、牡丹皮。

主要功效:本方以熟地黄为主药,搭配山茱萸、山药,能补益肾阴。茯苓、泽泻、牡丹皮有去掉多余废物的作用,能缓和主辅药材的药性,共奏滋阴固肾、消泻肾火、祛湿除痰的功效。所以,本方适用于下消型糖尿病患者。

中医提示:有肾阴不足、肾火过旺等病症以及经常烦躁、失眠的人在服用此方时,可加龙骨、牡蛎、黄柏等药材。

8. 五味消毒散

原料药材:野菊花、蒲公英、紫花地丁、金银花、紫背天葵。

主要功效:金银花是清热解毒、消肿的主药,紫花地丁、紫背天葵、蒲公英、野菊花也都具有清热解毒、治疗獐疮的功效,五种中药互为辅助,能发挥出极强的清热解毒、消瘀散结的功效。本方适用于糖尿病并发伤口红肿、历久不愈等症。

中医提示:正在腹泻以及有腹胀、食欲不振等症状的人不宜使用。

9. 五味补脾汤

原料药材:粳米、石膏、人参、知母、甘草。

主要功效:石膏辛甘大寒,具有清泻肺胃、消除烦热的作用,是本剂的主药;知母,能滋润身体的燥性,作为辅药相互合作,能发挥更大的清热作用;人参、甘草、粳米能保护脾胃。所以,本方能清泻肺胃、生津止渴,可以有效改善上消型患者的不适症状。

中医提示:因糖尿病引起口渴困扰的人可加石斛、天冬、麦冬等,以增强药效。

10. 玉女煎

原料药材:石膏、知母、麦冬、牛膝、熟地黄。

主要功效:本方适合易饥饿、多食症状明显的糖尿病患者。方中石膏寒性较强,能清胃火,作为主药;熟地黄滋水,作为辅药;知母、麦冬各为佐药。石膏、知母合用可清胃火;熟地黄、麦冬合用可滋肾阴;再搭配牛膝可引导热气下行,发挥清胃滋阴的作用。所以,此方清胃泻火、养阴保津,适用于中消型患者。

中医提示：胃火太盛的人，在方中加入适量黄连、栀子，可以大大增强其泻火的功效。

11. 黄地安消

原料药材：黄连、生地、麦冬、葛根、枇杷叶。

主要功效：清热润燥，养阴生津。用于治疗热盛伤津证的消渴，症见烦渴多饮，口干舌燥，多食易饥，尿频量多，形体消瘦，大便干燥，舌红，苔黄，脉洪数。该方以黄连、生地为君药，二药皆苦寒，归肺、胃经，二药配用，清肺胃燥热。麦冬，味甘性寒，功能养阴清热、生津润燥，为甘凉益胃之上品。葛根甘凉，于清热之中，又能鼓舞脾胃清阳之气上升，而有生津止渴之功，用治热病伤津口渴，与麦冬合用共为臣药。枇杷叶清降肺胃之气以助葛根、麦冬而止消渴，故为佐药。诸药协力，改善症状，早期防治，预防病变，用以治疗热盛伤津者。

12. 芪贞降糖

原料药材：黄芪、女贞子、生晒参、黄连、山茱萸、五倍子。

主要功效：益气养阴，生津润燥。用于治疗气阴两虚证的消渴，症见口渴引饮，能食与便溏并见，饮食减少，尿频多如脂膏，或尿甜，精神不振，倦怠乏力，形体消瘦，腰膝酸软，舌质淡红，苔白而干，脉弱或沉细而数。方中重用黄芪，大补元气，女贞子滋肝肾之阴，二药配伍，健脾胃，补肝肾，益气养阴，生津止渴，共为君药。生晒参既能补气，又能生津止渴，山茱萸为补肾之良品，两者共为臣药。黄连善清中焦之火，可制约山茱萸之温涩，五倍子酸涩收固，可助山茱萸补肾敛阴，与黄连共为佐药。全方六药协调，益气养阴而治阴虚，生津润燥而清燥热，标本同治，且诸药共济，不仅缓解症状，尚可减少并发症。

13. 芪归糖痛宁

原料药材：黄芪、当归、生地、延胡索、葛根、鸡血藤、威灵仙。

主要功效：益气活血，化瘀通痹。用于神疲乏力、气短懒言兼有肢体麻木或疼痛，下肢紫暗，胸闷刺痛，中风偏瘫，或言语謇涩，眼底出血，唇舌紫暗，舌有痕斑或舌下青筋显露，苔薄白，脉弦涩。本方以黄芪大补脾胃元气，令气旺血行、瘀去络通，当归甘以缓之，故专能补血，辛以散之，故又能行血，补中有动，行中有补，化瘀不伤血，二者同用，治本为主，共为主药；葛根升阳、生津止渴，生地清热凉血、养阴生津，助黄芪、当归益气活血生津为臣药；鸡血藤活血补血，延胡索辛散活血、行气、止痛共为佐药。威灵仙，祛风通络、散痹止痛，能通行十二经脉，有使药物直达病变所在之功，可为使药之用。诸药合用，气血同治，标本兼治，具有益气活血、通络止痛之功。用于治疗糖尿病周围神经病变所出现的四肢麻木、疼痛、感觉迟钝、酸困、肌肤甲错等症。

14. 苁归益肾

原料药材：肉苁蓉、当归、山茱萸、淫羊藿、泽泻、丹皮。

主要功效：温阳滋阴固肾。用于治疗阴阳两虚之消渴病，症见小便频数，混浊如膏，甚至饮一溲一，面容憔悴，耳轮干枯，腰膝酸软，四肢欠温，畏寒怕冷，阳痿或月经不调，舌淡苔白而干，脉沉细无力。肉苁蓉长于补肾壮阳、补益精血，当归，味甘、辛，性温，长于补血活血，能逐瘀血，生新血，使血脉通畅，与气并行，周流不息。二药合用可滋阴壮阳兼能活血行血为君药。山茱萸、淫羊藿均为补肾壮阳之要药，二药合用以助君药补阴壮阳为臣药。丹皮可助君药活血，且与泽泻均性偏寒凉，可佐制君臣药物之温热，共为佐药，使补而不滞，补而不燥。全方六味相配，阴阳并补，阴中求阳，阳中求阴，使阴生阳长，阳蒸阴化，诸症悉除。

15. 丹蛭降糖方

原料药材：太子参、丹皮、生地黄、泽泻、菟丝子、水蛭。

主要功效：益气，养阴，活血。水蛭，功善破血逐瘀消积，与丹皮合用，破血行血，消！瘕之疾，除血分之热。太子参，味甘、微苦，性平，既能益气，又可养阴生津，且药力平和，生地黄具有清热凉血、养阴生津的功效，两者配合，相得益彰，养阴生津之力更强。菟丝子，味甘，性温，归肝、肾、脾、经，功善补肾固精，养肝明目，止泻、安胎。泽泻，味甘、淡，性寒，归肾、膀胱经，功善利水渗湿，泄热。二者合用，利水而泄下，补而不峻，温而不燥，乃阴阳双向调补。气阴亏虚是糖尿病及其血管病变的病理基础，络阻血瘀是糖尿病血管病变的基本病理变化，并贯穿于糖尿病及其血管病变的全过程。丹蛭降糖胶囊以其益气养阴、活血通络之功效有效防治糖尿病及其血管病变。

十一、糖尿病患者怎样喝

现在各种各样的饮品很多，丰富了人们对饮品的不同需求，糖尿病患者是否也能像普通人一样喝这些饮品呢？这主要看这些饮料中含糖量如何。含糖饮料对糖尿病患者来说肯定是不适宜的，会造成血糖升高或体重增加。无糖饮料，如矿泉水当然可以喝。下面介绍一下糖尿病患者可以喝什么，以及怎样喝。

水对人体的重要性不言而喻，几天不吃饭，人还可能勉强生存，要是几天不喝水，就有生命危险了。对于糖尿病患者来说，因为血糖过高，必须增加尿量，使糖分从尿中排出，所以尿得多；而正因为尿得多，身体内水分丢失过多才不得不喝。也就是说，糖尿病患者喝水多，是由于血糖过高引起的症状，是机体一种自我保护的措施。糖尿病患者如果故意少喝水，就会造成血液浓缩，过多血糖和血液中其他含氮废物无法排除，如果这样，会引起更严重后果。有的中医主张“水要喝够，汗要出透，便要排清，才能长寿”，这种观点是有道理的。这里提出的水要喝够，就是说经常注意补充水分，可使体内的废物充分排除，对身体有好处。当然，对于肾脏功能不全，并伴有水肿的患者，要另作考虑，最好向医生咨询。

1. 茶的喝法

茶是东方人重要的饮料，现已成为世界范围内的健康饮品。糖尿病患者喝茶，不仅可以补充足够的水分，还可以从茶中获得多种营养成分，如茶碱、维生素和微量元素，而且茶还具有提神、健脑、利尿、降血压、调血脂等多种功能。所以说茶是糖尿病患者的最佳饮料之一。

2. 咖啡的喝法

咖啡是世界流行的饮料之一，它富含对人体有利的多种营养成分。我国原来饮用咖啡的人不多，但近年来有增加的趋势。糖尿病患者能喝咖啡，也可将其作为加餐饮品。但须注意的是，喝咖啡不能加糖，只能加甜味剂。咖啡的热量高于茶，如果同时吃点心，往往不利于血糖和体重的控制。

3. 牛奶和豆浆的喝法

牛奶非常适合糖尿病患者饮用，它含有大量的水分，丰富的蛋 白质、维生素和微量元素，以及适量的脂肪，能给糖尿病患者提供多种营养成分，且对血糖、血脂影响小。此外，中国人普遍缺钙，进入中老年后缺钙严重，得了糖尿病后缺钙的问题更加显著，老年糖尿病患者骨质疏松，甚至造成骨折的情况相当普遍，所以补钙是糖尿病患者所必需的。应该提倡糖尿病患者喝牛奶，一般用作早餐或者加餐。需要注意的是，糖尿病患者喝奶时不能加糖，但可以适量加甜味剂。

和牛奶一样，豆浆对于糖尿病患者来说也是一种良好的饮料。与同等量的牛奶比较，豆浆蛋白质含量基本相同，含热量和脂肪较低，而且含一定量的膳食纤维，更适合比较肥胖、血压和血脂比较高的患者饮用。但豆浆含钙量较低。

4.饮料的喝法

现在市面上各种饮料甚多。饮料口感好，尤其受到青少年的偏爱。但饮料大多含糖类，糖尿病患者不宜饮用，若饮用，选择无糖饮料，才能避免血糖波动、摄入热量过多以及龋齿等情况的发生。

鲜果汁及蔬菜汁是糖尿病患者的良好饮品，它们富含多种维生素、微量元素和膳食纤维。但有些鲜果汁可能含糖量较多，不宜喝得太多。

5.饮用控病情、降血糖的药茶

饮用药茶是中医的传统保健方法之一，有着悠久的历史。药茶是由茶和药物组成，经加工制成、可供饮用的具有保健作用的特殊饮料，既可供人们饭后、工作之余饮用解渴，又可以预防疾病、延衰抗老。具有药味少、使用和携带方便的特点，可长期饮用。

(1)药茶的降血糖原理：药茶具有持久而缓和的特点，可以减少服药的精神负担，是一种既有汤剂之优点又无煎药之繁苦的方便剂型，有利于糖尿病患者的调养和病情的改善。尤其是那种素有饮茶嗜好的糖尿病患者，更容易接受。

如果经常坚持饮用药茶，再辅以饮食疗法，可以达到控制糖尿病症状的效果。但是由于糖尿病患者一般体质较差，因而饮茶时应注意以下几点：

◇不宜饮过浓的茶　茶能增强心室收缩、加快心率，浓茶更会使上述作用加剧，导致饮用者出现心慌心悸、气短及胸闷等异常现象，甚至更加严重的后果。由于浓茶中含大量的鞣酸，会影响人体对蛋白质等营养成分的吸收，也会引起大便干燥，因此，糖尿病患者饮茶宜清淡，不宜过浓。

◇不宜过多饮茶　过多地饮茶，摄入的水量太多，会加重心脏和肾脏的负担。饭前、饭后大量饮茶也会冲淡胃液，影响消化功能。所以，糖尿病患者在饮茶时，以适量为佳，不可无所顾忌地过量饮用。

◇不宜睡前饮茶　茶叶中含有一定量的咖啡碱，可刺激中枢神经，加快心率，增加心脏负担。因此，糖尿病患者睡前最好不要喝茶，以免影响睡眠。

◇药茶不宜泡煮太久　药茶如果泡煮太久，析出的鞣酸会相应增多，这样不但会影响食欲，而且会加重便秘。所以，糖尿病患者在饮用药茶时，应即泡即饮。

(2)保健药茶：

◇板蓝根茶

茶方　板蓝根 2 克。

泡法　用水煎煮，取其汤汁饮用。

饮法　每日服用 2 次，3 天为 1 个疗程。

功效　清热解毒、预防流感。

◇郁金甘草绿茶

茶方　醋制郁金 10 克，甘草 5 克，绿茶 3 克。

泡法　将郁金、甘草洗净，放入砂锅中，注入 800 毫升清水。先用中火煮沸，再改用小火煎煮 10～15 分钟，然后调入绿茶，继续煎煮 5 分钟即可饮用。

饮法　每日 1 剂，可随时服用。

功效　疏肝解郁、理气行滞。

◇六安瓜片

茶方　六安瓜片 3～5 克。

泡法　①准备一个约 200 毫升的透明玻璃杯，先倒入约 1/3 的 80 度的热开水。②放入六安瓜片茶叶，静置约 10 秒钟，浸润茶叶。③加满开水，静置片刻后即可饮用。

饮法　每日饮用 2～3 杯。

功效　清热消暑、生津止渴、抗菌抑菌、防癌抗衰老。

◇养肝舒缓茶

茶方　玫瑰花 3～5 克，当归 30 克。

泡法　开水熬煎 15 分钟，取汁饮用，或者直接用沸水冲泡。

饮法　代茶饮用，每日 1 剂。

功效　消除疲惫、补肾固元、降血糖、明目。

◇鲜橘薄荷茶

茶方　金橘 3～5 颗，新鲜薄荷 8 片。

泡法　①将新鲜薄荷叶放入制冰盒，制成薄荷冰块。②将金橘榨成汁，加入薄荷冰块搅拌均匀即可。

饮法　代茶饮用。

功效　消除胀气、清热去暑、提神解闷、降血糖。

◇甘草莲子心茶

茶方　莲子心、甘草各 3 克。

泡法　将莲子心、甘草放入杯中，用沸水冲泡，加盖闷 5～10 分钟。

饮法　代茶温饮，每日 1～2 剂。

功效　清心泻火、解毒安神。可用于心火炽盛所致的心烦不眠、口舌生疮，同时具有降血糖作用，较适宜糖尿病患者饮用。

◇香花园茶

茶方　丁香 2 克，甘菊 5 克，薰衣草 3 克，金莲花 2 朵。

泡法　将丁香、甘菊、薰衣草、金莲花一起放入玻璃壶内，沸水冲泡，加盖闷 15 分钟后即可饮用。

饮法　代茶饮用。

功效　适用于更年期头晕目眩、饮食不香、困倦乏力、面色苍白及贫血的糖尿病患者。

◇梅子绿茶

茶方　绿茶 10 克，青梅 1 颗。

泡法　①准备 200 毫升透明玻璃杯倒入 1/2 的热水后，再加入绿茶浸泡 5 分钟。②滤出茶汁，加入青梅拌匀即可。

饮法　每日 1 剂，饮用 2～3 次。

功效　梅子有消除疲劳、增强食欲和杀菌抗菌的功效，与绿茶同饮，效果更好。

◇桂花橘皮茶

茶方　干桂花3克，橘皮10克。

泡法　将桂花、橘皮一同放入杯中，冲入沸水，温浸10分钟即可。

饮法　代茶饮用，每日1剂。

功效　燥湿化痰、理气散瘀。适用于痰湿咳嗽。

◇桑叶梨冬茶

茶方　桑叶10克，梨1个，天冬6克，生甘草5克，绿茶适量。

泡法　①将梨洗净，切成四块。②将以上五味放入茶杯用沸水冲泡，加盖闷5～10分钟。

饮法　代茶温饮，每日1～2剂。

功效　清热生津、润肺止咳。适用于秋季温燥证饮用。

◇百合麦味茶

茶方　百合、麦冬各10克，五味子、杏仁各5克，绿茶适量。

泡法　以上中药与绿茶用沸水冲泡，加盖闷5～10分钟。

饮法　代茶温饮，每日1～2剂。

功效　滋阴、润肺、止咳。适用于秋季燥咳，症见咳嗽少痰、口干咽燥、大便不通。

◇杏仁茶

茶方　杏仁、冬瓜仁、麻子仁各10克。

泡法　将上述材料放在热水中浸泡数分钟后再分别去皮后捣烂，置锅中，加入水搅匀，烧沸即成。

饮法　代茶温饮，每日1～2剂。

功效　润肠通便。适用于肠燥便秘证，症见大便干结、腹痛不适、口干舌燥。

◇红枣黄芪茶

茶方　黄芪5克，大枣10克，枸杞子3克，菊花3～5朵。

泡法　将上述材料比例加大10倍剂量，研成粉末。每日取100～150克，用纱布包好放入保温瓶中，用沸水浸泡30分钟即可。

饮法　每日1剂，代茶饮用。

功效　补气养血、补肾益精、生津止渴。

◇金银花甘草茶

茶方　金银花5克，甘草1片，绿茶3克。

泡法　①将金银花、甘草洗净，沥干备用。②将金银花、甘草、绿茶放入茶壶中，用沸水浸泡5～10分钟即可。③饮用时依个人口味加适量冰糖。

饮法　代茶饮，每日1剂。

功效　清热解毒、消除肿痛、利尿、抗菌消炎。

◇清心茶

茶方　竹叶10克，生地黄15克，茶叶适量。

泡法　将以上三味共入砂锅中，加入适量水，煎沸20分钟左右，滤渣取汁。

饮法　代茶温饮，每日1～2剂，药渣可再煎服用。

功效　清心养阴。适用于口舌生疮、心胸烦热、口干喜饮、小便短赤、舌红苔少者。

◇菊花水果茶

茶方　苹果1个，白菊花4朵，红枣5颗。

泡法　①将苹果洗净，去皮、核，切成小块；白菊花、红枣洗净，备用。②锅中加入适量水，将苹果块、红枣放入锅中，大火煮沸，然后转慢火煮30分钟。③锅中加入白菊花继续煮10分钟即可。

饮法　代茶频饮，每日2剂。

功效　清热润肺。适用于咽喉干燥、干咳无痰者。

◇五味子茶

茶方　五味子100克。

泡法　五味子以水煎制。

饮法　代茶频饮，每日1剂。一般服15天左右见效，可连服30～60天。

功效　安神定志、调节肝肾。

◇枣麦甘草茶

茶方　红枣10颗，小麦、炙甘草各20克。

泡法　将上三味水煎取汁。

饮法　代茶饮用，每日1剂。

功效　健脾益气、养心除烦。用于脾肾不足、偏于脾虚型更年期综合征，症见心悸、虚烦失眠等。

◇更年期降火茶

茶方　苦丁茶3克，莲心1克，枸杞子10克，干菊花3～5朵。

泡法　将上述药茶放入茶杯中，以沸水冲泡，盖闷10分钟。

饮法　以此代茶频饮，可反复冲泡3～5次。

功效　滋阴降火。适用于阴虚火旺型更年期综合征。

◇乌梅茶

茶方　乌梅干15克，五味子10克，绿茶3克。

泡法　将上述原料一同放入茶壶中，用沸水冲开，加盖闷泡15分钟左右即可。

饮法　代茶饮。

功效　乌梅、五味子味甘、酸，不仅可以清热去火，还可以保护血管、促进血液循环，有效降血糖。

◇黄精枸杞茶

茶方　黄精5克，枸杞子10克。

泡法　将黄精、枸杞子用沸水冲开，加盖闷泡10分钟左右即可。

饮法　代茶温饮，每日1～2剂。

功效　黄精、枸杞子具有净化血液的功效，能够降血糖、血脂、血压，是糖尿病及心血管疾病患者理想的饮品。

◇麦冬茶

茶方　麦冬10克，绿茶5克。

泡法　将麦冬淘洗干净，沥干水分后与绿茶一起放入茶壶中，用沸水冲开，加盖闷泡10分钟左右即可。

功效　麦冬味微苦、性偏凉，不仅可以清热去火，达到润肺的功效，还可以有效降血糖。

◇生津茶

茶方　青果3个,麦冬5克,桑叶10克。

泡法　将青果、桑叶、麦冬分别淘洗干净,沥干水分后放入砂锅煎煮20分钟左右,滤去渣滓即可饮用。

饮法　代茶饮用,每日1剂。

功效　青果有生津止渴的作用,搭配桑叶、麦冬可以起到显著的降糖功效,还可以清肝明目。

◇玉米须茶

茶方　玉米须30克。

泡法　将玉米须淘洗干净,沥干水分后放入砂锅中,煎煮30分钟左右,滤去渣滓即可饮用。

功效　玉米须富含维生素,不仅能利尿、消肿,还可以降血糖、血脂。

◇山药茶

茶方　山药300克。

泡法　将山药切小片备用,在砂锅中加适量水,煮沸后将山药放进去,再次沸腾后改用小火慢慢煎煮20分钟左右,滤出山药片即可。

饮法　代茶饮。

功效　山药富含黏液蛋白,能有效降低血糖含量。此外,它还含有皂苷,有润肺的功效。

◇山楂麦芽饮

茶方　山楂50克,麦芽30克。

泡法　将山楂、麦芽分别淘洗干净,山楂去核切成片。在锅中加适量水,将山楂片、麦芽一同放入其中,先用大火煮至沸腾,然后改用小火慢慢煮30分钟左右,滤去渣滓即可饮用。

饮法　每日1剂,饮用1～2次。

功效　山楂搭配麦芽,不仅能够降血压,还可以保护心血管,防治高血压、高脂血症等疾病。

◇菊槐绿茶饮

茶方　干菊花8克,干槐花5克,绿茶5克。

泡法　将所有原料放入茶壶中,用开水冲开,加盖闷泡10分钟左右即可饮用。

饮法　代茶饮用。

功效　既可以养肝明目，又可以降低血糖、血脂、血压。

◇绿茶

茶方　绿茶5克。

泡法　开水浸泡3～5分钟。

饮法　不拘时频饮。

功效　绿茶含有一些特殊的抗病成分，如抗糖尿病物质，可以将胰岛素的活力增强20倍，改善人体对胰岛素的反应能力，降低血糖，适量饮用有助于糖尿病患者康复。

◇红茶

茶方　红茶10克。

泡法　开水浸泡3～5分钟。

饮法　不拘时频饮。

功效　红茶具有促进人体产生胰岛素的功效，适量饮用可以辅助控制血糖水平，帮助糖尿病患者保持血糖的稳定，帮助女性糖尿病患者预防骨质疏松。

◇甜茶

茶方　甜茶10克。

泡法　开水浸泡3～5分钟。

饮法　不拘时频饮。

功效　甜茶性凉，有清热润肺、祛痰止咳之功效。甜茶含有丰富的黄酮苷，具有降血糖作用，适量饮用可辅助治疗糖尿病和肥胖症。

◇枸杞茶

茶方　枸杞子15克。

泡法　开水浸泡3～5分钟。

饮法　代茶饮用。

功效　枸杞子中的枸杞多糖能增强2型糖尿病患者胰岛素的敏感性，增加肝糖原的储备，降低血糖水平。适量饮用能防止餐后血糖升高，提高糖耐量。

◇石榴茶

茶方　石榴茶 1 袋。

泡法　开水浸泡 5～10 分钟。

饮法　代茶饮用。

功效　石榴茶主要是由石榴皮和叶制成的饮品，石榴叶中含有丰富的铬，有助于改善糖尿病患者和糖耐量异常者的葡萄糖耐量，降低血糖、血脂，增强胰岛素的敏感性。

◇玉米须茶

茶方　玉米须 30 克。

泡法　开水浸泡 5～10 分钟。

饮法　代茶饮用。

功效　玉米须性平、味甘，具有降血糖、利尿、泄热、平肝、利胆、降血压等作用，可作为糖尿病患者的辅助治疗饮品适量饮用。

◇西洋参茶

茶方　西洋参 5 克。

泡法　开水浸泡 5～10 分钟。

饮法　代茶饮用。

功效　西洋参对糖尿病有比较好的辅助治疗效果，其有效成分皂苷和多糖有显著的降血糖作用，适量饮用可以降血脂，促进血液循环，从而有助于改善糖尿病患者的全身症状。

◇绞股蓝茶

茶方　绞股蓝茶 1 袋。

泡法　开水浸泡 5～10 分钟。

饮法　代茶饮用。

功效　绞股蓝味苦、性温，常饮预防失眠、头痛，对防治动脉硬化、高血压、冠心病、脑卒中、糖尿病以及肥胖症等均有显著疗效。

◇金银花茶

茶方　金银花 5 克。

泡法　开水浸泡5～10分钟。

饮法　代茶饮用。

功效　金银花性寒、味甘，入肺、胃、心经，适量饮用能清热解毒，对糖尿病、高血压、慢性肝炎有益；能促进淋巴细胞转化，增强白细胞的吞噬功能，增强机体免疫力；还能促进肾上腺皮质激素的释放，对炎症有明显抑制作用。

◇莲子心茶

茶方　莲子心5粒。

泡法　开水浸泡5～10分钟。

饮法　代茶饮用。

功效　莲子心味苦、性寒，归心经，能清心安神、补肾养阴，能调节胰岛β细胞分泌，帮助糖尿病患者控制血糖，改善心烦、口渴的症状。

5.降血糖果汁

◇黄瓜汁

原料　黄瓜2根

饮法　每日1剂，饮用2～3次。

做法　将黄瓜清洗干净，切成小块，然后放入榨汁机中，加适量凉开水，榨成汁即可。

功效　黄瓜含有丰富的果糖、葡萄糖苷，这些成分不仅无须参与糖代谢，还能够有效降低血糖。此外，黄瓜富含纤维素，可以促进消化。

◇苦瓜汁

原料　鲜苦瓜1根。

做法　将苦瓜去瓤、洗净，切成小片，放入榨汁机中，加适量凉开水，榨成汁即可。

功效　苦瓜含苦瓜皂苷，能够有效降低血糖。此外，它富含B族维生素、维生素C等营养元素，对心血管疾病有显著的防治功效。

◇双萝芹菜汁

原料　胡萝卜2根，白萝卜半根，芹菜2根，青柠檬半个。

做法　将胡萝卜、白萝卜、芹菜、柠檬分别清洗干净，放入榨汁机中，加适量凉开水，榨成汁即可饮用。

饮法　代茶饮用。

功效　白萝卜中含有丰富的B族维生素以及香菇腺嘌呤，可以降低胆固醇和血糖。胡萝卜富含纤维素及降糖物质，是糖尿病患者的食疗佳品。此外，青柠檬也是降血糖的“能手”，它含有一种类似胰岛素的成分，能够抑制血糖升高。

◇海带果蔬汁

原料　海带40克，油菜50克，香菜40克，苹果1个，柠檬汁适量。

做法　将海带充分清洗干净，然后放入温开水中浸泡2小时左右，留取海带汁。将油菜、香菜、苹果一同放入榨汁机，榨成果蔬汁，然后倒入适量海带汁，滴上少许柠檬汁即可饮用。

饮法　代茶饮用。

功效　油菜、香菜、海带含有丰富的矿物质，能够净化血液、降低血糖。苹果富含胶质及微量元素铬，能够稳定血糖。此外，果蔬汁香味宜人，有助于开胃。

◇消渴速溶饮

原料　冬瓜皮300克，西瓜皮300克，栝楼根150克。

做法　①将冬瓜皮、西瓜皮分别清洗干净，去掉外层的硬皮，将皮肉切成薄片，备用。②将栝楼根淘洗干净，沥干水分后捣碎，同冬瓜皮、西瓜皮一起放入锅中煎煮1小时左右，滤去渣滓即可饮用。

饮法　代茶温饮。

功效　能有效降血糖，并且可以消暑止渴、降血压。

◇胡萝卜柠檬苹果汁

原料　苹果1个，胡萝卜1/2根，柠檬1/4个。

做法　①将胡萝卜洗净，去皮切小块。②将苹果洗净，去皮、核，切成小块；将柠檬榨汁，备用。③将芹菜洗净，切小段，与苹果、胡萝卜一起放入榨汁机中榨汁，加入柠檬汁拌匀即可。

饮法　代茶饮同。

功效　苹果中的果胶能够延缓饭后血糖上升的速度，血糖高的人或2型糖尿病患者饭后可以试着吃一个苹果，能够延缓血糖波动。

◇西红柿菠萝苦瓜汁

原料　西红柿 1 个，菠萝 1/4，苦瓜半根。

做法　①将西红柿洗净，去蒂；菠萝用盐水浸泡 10 分钟；苦瓜洗净，去子。②将所有材料切成适合榨汁的小条，放入榨汁机中榨汁。

饮法　代茶饮用。

功效　苦瓜中含有类胰岛素的物质，可协助控制血糖上升，是许多医生推荐的糖尿病食疗佳品。

◇石莲芦荟汁

原料　石莲花 8 片，芦荟 2 片。

做法　①将石莲花洗净；芦荟洗净去外皮，取果肉，备用。②将全部材料放入榨汁机中搅打均匀，然后滤渣，倒入杯中即可。

饮法　代茶饮用。

功效　石莲花有利尿、降血压、解毒、保护肝脏等功效；芦荟内含氨基酸、酶、蛋白质，具有抑菌、抗癌的作用，对于预防脂肪肝有很好的辅助作用。

◇芦笋芹菜汁

原料　芦笋 5 根，芹菜 50 克，可尔必思 50 毫升。

做法　①将芦笋洗净，切小段；芹菜洗净，切小段，备用。②将所有材料放入榨汁机中榨汁即可。

饮法　代茶饮用。

功效　芦笋内含丰富的叶酸，能促进心脏功能正常运转；芹菜含有丰富的膳食纤维，有降血压、降血糖、通便的作用。

十二、糖尿病患者的冬季膏方进补

中医认为，春生、夏长、秋收、冬藏，而秋冬季是最佳的进补时节。俗话说“膏方巧进补，来年开春能打虎”，我国民间素有冬令进补的习惯，首选就是膏方。适度的膏方进补不仅可以增强体质，抵抗疾病侵袭，还可以通过调理人体的阴阳达到治疗某些疾病的效果。下面就为大家介绍一下膏方进补的常识。

1. 何为膏方？

膏方，又叫膏剂，以其剂型为名，属于中医里丸、散、膏、丹、酒、露、汤、锭八种剂型之一，是具有综合调理作用，经特殊加工制成的比较稠厚的膏状内服中药制剂，是中医治疗学的一个重要组成部分。膏方具有体积小、药物稳定、药物浓度高、服用方便、口感好、便于携带等特点。

膏方一般由20味左右的中药组成，具有很好的滋补作用。有外用和内服两类。外用膏方多用于治疗外科疾患或内病外治风寒痹痛等证，多为软膏及硬膏药，古代称为“薄贴”，其效甚佳。内服膏方分为成药和膏滋方两类。内服膏滋，是由汤药(煎剂)浓缩演变而来，是将饮片再三煎熬，去渣浓缩，加冰糖或蜂蜜收膏，可长期服用。医疗及日常生活所提及的膏方多指膏滋方。

2.膏方的常规服用方法

将膏方储存在密闭的瓷罐中，放置于4～8℃的低温冰箱中，一般来说，膏方的最佳服用时间为冬至日起至来年立春。服用剂量要根据病情或患者的身体情况及药性决定，一般从小剂量开始，逐渐加量。初次服用可每天早晨一匙，一周后可以增至早晚各一匙，成人每匙约30克，少儿减半，皆以温开水冲服。脾胃功能良好者，膏方空腹服用效果较佳，消化功能不佳者可饭后服用。此外，也可按病情需要，以少量温热黄酒冲服。对于含化的膏剂，为了让药物在局部能更好地发挥作用，可让药汁在口中慢慢溶化、咽下。膏方启用后要及时存放冰箱，如果发现有霉变，就不宜再服。

3.服用禁忌

服膏方时一般不宜用茶水或牛奶冲饮。膏滋药不能与牛奶同服是因为牛奶中富含钙、磷、铁，易与中药中某些有机物质发生化学反应，生成难溶且稳定的化合物，致使牛奶和药物中的有效成分均受到破坏，甚至产生刺激或过敏反应。服膏方期间应忌食油腻、辛辣、生冷等不容易消化及有较强刺激性的食物，以免妨碍脾胃消化功能，影响膏剂的吸收。远离麻辣火锅、生猛海鲜、油炸食品，不能酗酒。服内有人参、熟地的膏方一般要忌食萝卜。服含首乌的膏方要忌猪、羊血及铁剂。服用膏方后如出现鼻塞流涕、咯痰咽痛等外感病症，或有脘腹胀满、食物积滞、急性腹痛吐泻等实证时，应立刻停止服用，等到这些病症治愈后，才可继续服用。女性月经期间一般不提倡服用膏方。

4.服用膏方的误区

(1)膏方进补人人皆宜：随着生活水平的日益改善，人们的保健意识增强，膏方已为人们所接受和信赖，冬令进补服用膏方已经形成热潮。很多人都开始尝试，以为吃了有病治病，无病强身。对此，专家认为，服用膏方虽然有很多益处，但并不主张所有的人都服用。

中医讲究因人制宜，每个人的体质也有所不同，一般上了50岁的中老年人或是40多岁的绝经女性，出现虚证或因病导致体内阴阳失衡、脏腑失调者，适当进补膏方，可以有明显的调和阴阳、补益气血、强身健体之效。

而身强力壮的年轻人，生活规律良好、均衡饮食、经常运动的人，一般身体状况都尚可，不需要服用膏方进补，若盲目进补反而会对身体造成伤害。另外，有不少家长爱子心切，觉得让小孩子吃点膏方可以益智或者长身高。专家认为，青少年服用膏方要慎重，若急用补肾的药物，很可能导致"性早熟"，从而贻害终身。

（2）膏方越贵越补：在不少人心目中，膏方离不开人参、鹿茸、虫草等名贵药材，他们坚信"一分钱一分货"，越贵越好。专家坦承：膏方的服用主要看药材，所用的药材贵，膏方就贵；药材便宜，膏方也就相对便宜。

但是膏方讲究一人一方，并非所有人都需要用到人参等名贵药材，是否该用，如何用，关键是要适合自己的身体状况。而膏方的服用效果也不是越贵越好，关键在于是否对症，有时价格昂贵的膏方反而不利于身体健康。膏方进补的最高境界是要一边调理一边滋补，因人而异。而膏方是否有效不在于价格的高低，而在于是否适合患者的体质。

（3）膏方每天多吃几次更补：不少人认为吃膏方反正是进补，每天多吃几次，半个月内将一贴膏方吃完是不是更好？专家指出这种速成的进补理念是错误的，这样的做法也是行不通的，结果会适得其反。膏方多为滋补药，药效不是一蹴而就的，若急于求成，则更容易导致"欲速则不达"。

（4）"开路方"还是省了吧：所谓开路方，就是在进补前半个月需要先调理好脾胃，以便"开路"进补，提高膏方疗效。但是有的患者认为膏方反正是进补，对身体只有好处没有害处，开几次药物也比较麻烦，于是就不愿意多了"开路方"这道程序。

那么"开路方"究竟有没有开的必要呢？答案毋庸置疑。因为膏方和传统药方是有区别的，普通药方一般只有十几味药，而膏方则有二十多味药，所以更需要对患者的身体状况有个全面的了解，而开路方可以作为试探性的调补，医生可以了解就诊者服药后的反应以及对药物的适应性，为开具膏方做准备。

但是专家也说，如果你是膏方的老客户，对自己的身体状况也了解，医生对你的身体情况以及体质辨识也很明确，也可不吃“开路方”。

(5)给孩子也来点膏方：有不少家长爱子心切，觉得小孩子吃点膏方，可以长身高或者益智，于是吃膏方进补像一阵风，从青少年到老年人都回归传统，信仰膏方，不需要吃膏方的孩子也蜂拥而至。

膏方是根据患者的年龄不同而投药各异。青少年服用膏方要慎重，专家认为孩子吃膏方要有适应证，许多哮喘、过敏体质的孩子，在冬天的时候到医院开膏方，吃到来年开春，会有不错的效果，能明显减少发病，所以儿童服用膏方的适应证应以“虚证”为主，比如反复感冒咳嗽、哮喘、免疫力严重低下等。由此儿童膏方与成人膏方有本质区别，后者强调“进补”，前者讲求“调理”，因此用药平和，一般以冰糖、饴糖和少量收膏调制。

健康的孩子没有必要吃膏方，平时注意劳逸结合、饮食调理，就能提高免疫力；若盲目服用膏方，“补过了头”，可能引发代谢紊乱、肥胖、性早熟、早发育等，贻害终身。

5. 糖尿病患者如何食用膏方？

众所周知，膏方是由饴糖、冰糖等调和而成的膏状物，多黏腻、滋补、甘甜，容易导致壅气、碍胃、恋湿等，所以一般认为膏方对于糖尿病患者是禁区，尤其糖尿病兼夹湿热、痰湿、寒湿、水饮者更是不宜。但是，随着人们对生活品质追求的不断提高以及养生保健知识的普及，运用膏方防治糖尿病及其各种并发症，改善患者体质及生活质量逐渐获得认同。

膏方是中医学八大剂型之一，所以也要像汤药一样分型论治。糖尿病多属中医“消渴”范畴，可以分成肺热伤津、胃热炽盛、湿热中阻、气阴两虚、肾阴亏损、血瘀阻络、阴阳两虚等型。除湿热中阻型不太适合服用膏方外，其余几型都可以服用膏方调养。

(1)肺热津伤型：症见口渴多饮，咽干舌燥，烦热多汗，舌红少津，苔薄黄，脉洪数。治以清热润肺，生津止渴。常用药物如天花粉、生地黄、葛根、麦冬、百合、石斛、沙参、知母等。口舌糜烂者，加木通、甘草梢；咽干喉痛者，加玄参。

（2）胃热炽盛型：症见多食易饥，口渴，尿多尿频，形体消瘦，大便秘结，舌红苔黄，脉滑数有力。治以清胃泻火，养阴滋液。常用药物如知母、石斛、麦冬、生地黄、生石膏、沙参、女贞子、天花粉等。牙龈肿痛者，加黄连、黄芩；大便秘结者，加生地黄；夜尿频多者，加山药、益智仁。

（3）气阴两虚型：症见口渴引饮，能食与便溏并见，气短汗出，口感欲饮，或饮食减少，头昏健忘，精神不振，四肢乏力，舌质淡红，边有齿印，苔白而干，脉细弱。治以益气健脾，滋阴养液。常用药物如太子参、黄芪、淮山药、甘草、玉竹、枸杞子、天花粉、藿香、葛根、天冬、麦冬、百合等。汗出明显者，加重黄芪用量，并加山药、五味子；胸闷胸痛者，加丹参、赤芍药、制乳香、没药、三七粉；头昏耳鸣者，加女贞子、生地黄。

（4）肾阴亏虚型：症见口干口渴，腰膝酸软，尿频量多，混浊如脂膏，多梦遗精，或尿甜，腰膝酸软，乏力，头晕耳鸣，口干唇燥，皮肤干燥，瘙痒，舌红少苔，脉细数。治以滋阴固肾。常用药物如熟地黄、山萸肉、枸杞子、石斛、五味子、淮山药、天冬、泽泻、丹皮、茯苓等。头昏耳鸣，两目干涩者，加女贞子、菊花；夜尿频多者，加益智仁、乌药；阴虚阳亢者，加龟板、鳖甲、代赭石；如兼见形寒畏冷，阳痿遗泄，舌淡，脉沉细等，为肾阴阳两虚，可加仙茅、淫羊藿、肉桂、葫芦巴等。

（5）血瘀脉络型：此型患者往往合并瘀血。瘀血在糖尿病尤其在其并发症阶段贯穿始终，使用活血化瘀药治疗糖尿病及其并发症具有独特的优势。治以活血通络，祛瘀生新。可用药物有三七、桃仁、红花、当归、川芎、赤芍药、牛膝、丹参、水蛭等。

（6）阴阳两虚型：症见神疲乏力，咽干口燥，腰膝酸冷，或手足畏寒，夜尿频多或头晕眼花，心悸失眠，气短懒言，或颜面肢体水肿，尿多浊沫，或小便量少，男子阳痿，女子性欲淡漠，大便干稀不调，舌体胖大，有齿痕，脉沉细无力。此证型常见于糖尿病肾病和糖尿病合并心功能不全时，常用药物是红参、山茱萸、茯苓、牡丹皮、肉桂、杜仲、枸杞子、黄芪、熟地黄、淮山药等。阳虚盛者可加仙茅、巴戟天等；水肿明显者可加猪苓、车前子、泽泻等。

（7）湿热中阻型：症见渴而多饮，多食易饥，脘腹痞闷，舌红苔黄腻，脉濡缓或弦滑。本型实而不虚，不太适合吃膏方。若其他证型中兼夹此型时，可适当加入佩兰、黄连、黄芩、陈皮、茯苓、厚朴、半夏、草豆蔻、大腹皮等。

膏方中选用的补品较多，但熬膏时多取阿胶为基质。制备膏方时加入阿胶能助成形，可以增加药汁的黏稠度，此外阿胶本身也有很好的滋阴润燥之效。

第三章　糖尿病的运动疗法

第一节　运动治疗

一、运动的概念

我们这里讲的“运动”，是一种涉及体力与技巧的有一套规则或习惯所约束的活动，通常具有竞争性。另一种是指以身体练习为基本手段，结合日光、空气、水等自然因素和卫生措施，达到增强体能、增进健康、丰富社会文化娱乐生活目的的一种社会活动。体育运动既受社会政治、经济的影响和制约，也为一定的社会政治、经济服务。体育运动对于促进身体的正常发育和发展、提高心理健康水平、增强社会适应能力、培养全面发展的人才具有重要的作用。体育运动的概念有广义和狭义之分。

1.体育的广义概念（亦称体育运动）。是指以身体练习为基本手段，以增强人的体质、促进人的全面发展、丰富社会文化生活和促进精神文明为目的的一种有意识、有组织的社会活动。它是社会总文化的一部分，其发展受一定社会的政治和经济的制约，并为一定社会的政治和经济服务。

2.体育的狭义概念（亦称体育教育）。是一个发展身体，增强体质，传授锻炼身体的知识、技能，培养道德和意志品质的教育过程；是对人体进行培育和塑造的过程；是教育的重要组成部分；是培养全面发展的人的一个重要方面。

二、运动的分类

运动的概念，世界各国看法不一，随社会的发展也在不断变化。19 世纪以前，我国没有体育一词，称为导引术、养生术、武术、吐纳术等。19 世纪中叶西方体育传入中国，开始称体操，20 世纪初又称体育运动。现代体育运动大致可分为三类，即学校体育、竞技体育和社会体育。

1. 学校体育

学校体育又称体育教育、身体教育(physical education)。21 世纪新的健康观是“四维健康观”，学校体育也必须在教学中达到生理健康、心理健康、适应社会、道德健康的目标。

(1)学校体育应重视体育文化的传播和健康知识的传播，为培养积极主动锻炼者、终生体育锻炼者、自我保健型的高素质人才奠定基础。

(2)学校体育也要把素质教育放在首位，与国际人才接轨，培养具有德、智、体、美、劳综合素质的人才。在体育教学和课外体育活动中，以身体活动为媒介，在强体健心的同时，既提高学生的智力品质(即智商 IQ)，也提高非智力品质(即情商 EQ)。因为现代社会，智商不是衡量人的智慧水平的唯一标准，聪明才智只有在“情绪智力(EQ)”的统领下，才能充分发挥，这才是“健康”的人。

(3)学校体育成绩的评价也应是综合的，即健康知识的掌握、运动技能的掌握、科学运动方法的运用、终身运动习惯的养成和良好心理品质的培养等。

2. 竞技运动

竞技运动也称竞技体育(sport)，来自古希腊拉丁语 deportare，含义是离开工作去游戏和进行娱乐活动。17 世纪英语从法语 desporter 演变成今天的 sport，当时的概念与狩猎、钓鱼等以获得某种东西为目的的闲暇活动有联系。18 世纪的 sport 含义是赌博、炫耀、比赛，胜负占有明显地位。19 世纪的 sport 已成为剧烈的身体运动和竞争的概念。1896 年第一届现代奥林匹克运动会在希腊首都雅典举行，竞赛项目有田径、游泳、举重、体操、射击和击剑等。20 世纪竞技运动向“更快、更高、更强”发展，具有更强的竞争性和组织性，并与政治、经济、军事、文化、教育等领域结合，发挥巨大的社会作用。从体育文化形态分析，竞技运动演进的概念是：玩要(play)、游戏(game)、竞技运动(sport)。

竞技运动的演变，至今已有多义性概念。从深层分析竞技运动的概念应该是：竞技运动是一种具有规则性、竞争性、挑战性、娱乐性、教育性和不确定性的身体活动。竞技运动有高水平的，也有一般水平的；有竞赛性的，也有娱乐性的，按逻辑分类，可以分六大类（表 3-1）。

表 3-1　竞技运动的分类

类别	内容
根据工作性质	①业余竞技运动；②职业竞技运动
根据工作目的	①娱乐竞技运动；②康复竞技运动； ③健身竞技运动；④夺标竞技运动
根据活动场所	①工厂竞技运动；②农村竞技运动； ③机关竞技运动；④学校竞技运动
根据年龄阶段	①中老年人竞技运动；②青壮年竞技运动； ③少年儿童竞技运动；④幼儿竞技运动
根据身体状况	①普通人竞技运动；②残疾人竞技运动
根据运动水平	①大众竞技运动；②选手竞技运动

3. 社会体育

社会体育也称大众体育，是指以健身、娱乐、休闲、医疗和康复为目的的体育运动。国内外也称娱乐体育、休闲体育、余暇体育、养生体育、医疗体育等。社会体育吸引了一般民众，包括男女老幼及伤病残者，活动领域遍及整个社会，乃至家庭。社会体育是活动内容最广泛、表现形式多样、适应性较强、参加人数最多的一项群众体育活动。例如公园里的健身操、交谊舞、太极拳、踢毽子、摔跤、爬山等。

三、中医对运动的认识

所谓“运动疗法”，顾名思义，就是利用身体的运动来治疗疾病的方法。传统运动疗法就是养生家和体育史学者所说的“导引”，导引学是我国古代养生学的重要组成部分，它是专门研究养生和医疗体育的一门学问，是祖国古代体育与医学相结合的宝贵遗产，是我国历代人民在同疾病和衰老作斗争的过程中，不断创造、积累、总结、提炼出来的一整套行之有效的保健医疗体育方法和理论。它以养生保健和“治未病”的医疗预防观点为理论基础，以我国传统的健身法作为自我锻炼和不药自疗的手段，以达到强身、延年、防病、祛疾的体育和医疗的目的。

1. 传统运动疗法的特点

“导引”一语，最先见于先秦典籍《庄子·刻意》，其文云：“吹呴呼吸，吐故纳新，熊经鸟伸，为寿而已矣。此导引之士，养形之人，彭祖寿考者之所好也。”自《庄子》中提到“导引”以后，不少学者都对其进行了注疏。归纳起来，约有四种意见。

一是强调形体的运动，以唐代王冰注《黄帝内经》为代表：“导引，谓摇筋骨，动肢节。”他把导引等同于肢体运动，可简称为“引体”派，即按照一定的要求运动肢体。

二是“导气”派，也就是强调呼吸吐纳，通过导气，调节体内的气血运行。这方面可以唐代成玄英为代表，他注疏导引曰：“导引神气，以养形魄，延年之道，驻形之术。”

三是综合派，主张导气和引体两个方面的作用和方法都应该包括在“导引”之内。此一观点以晋代李颐为代表，他注“导引”谓：“导气令和，引体令柔。”强调了“导气”和“引体”不可偏废。

四是多义派，就是主张导引应该具有多方面的内容，除导气与引体外，还应有按摩、叩齿、漱咽、存想等。以晋代葛洪为代表，他在《抱朴子》中说：“夫导引不在于立名、象物、粉绘、表形、显图，但无名状也，或伸屈，或俯仰，或行卧，或倚立，或踯躅，或徐步，或吟，或息，皆导引也。”

了解了对“导引”的诸家学说后，我们说传统运动疗法有如下特点：以肢体运动为主体，以呼吸吐纳导气为辅助，以叩齿漱咽为前导。

以肢体运动为主体，就是说运动疗法必须有肢体运动，没有肢体运动的呼吸吐纳、叩齿漱咽都不能称为运动疗法，这里所说的肢体运动，仅包括自我按摩，而不包括他人按摩，他人按摩属按摩疗法范畴。

以呼吸吐纳导气为辅助，是指在肢体运动的同时，配合呼吸吐纳和导气，这正是传统运动疗法不同于一般体育疗法之处。但是，如果只有呼吸吐纳和导气，没有肢体运动，那就不能称为运动疗法，只能称为气功疗法。存想包括在导气范围之内。

以叩齿漱咽为前导，是指在运动肢体之前或之后，上下牙齿轻轻叩合以集神，漱咽练精以增寿。叩齿还有坚固牙齿的作用，漱咽所产生的口中唾液，在古代文献中又称玉泉、醴泉、玉浆、玉液、灵液、神水等，慢慢咽下，有延年益寿的作用。叩齿漱咽，可以在形体运动之前进行，作为运动疗法之先导，也可以在形体运动之后进行，作为运动疗法之善后，但并不是运动疗法的必需步骤。

2.传统运动疗法治病原理

传统运动疗法首先强调的是“引体”，也就是运动形体。运动疗法能够治疗多种疾病，机制也就在此。据现代研究，运动可提高消化系统的功能。人在运动中会增强体内营养物质的消耗，使整个机体代谢增强，从而提高食欲。长期坚持运动可以促进胃肠蠕动，促进消化液的分泌，可使肝脏、胰腺功能得到改善，可以调节消化功能。运动可以改善呼吸。人体在运动中需要吸进更多的氧气，排出大量的二氧化碳，因而肺活量增大，残气量减少，肺功能增强，使肺病得到改善和治疗。运动还可增强心脏的功能，使心肌收缩有力，排血量增加，冠状动脉口径增粗，心脏供血得到改善，全身血管弹性增加，动脉粥样硬化得到延缓。运动能使肌肉发达，骨质增强。运动可改善神经系统功能，提高机体对外活动的适应能力，协调大脑皮质兴奋和抑制过程，提高神经细胞的工作效率，解除大脑皮质的紧张和焦虑，使人机体灵活、耳聪目明、精力充沛。

传统运动疗法除注重运动形体外，还善于“导气”。“气”是中医学中很重要的一种概念。中医认为，“气”是构成人体和维持人体生命活动的最基本物质。气来源于禀受父母的先天精气、饮食物中的水谷精气和呼吸自然界的清气。气具有推动、温煦、防御、固摄和气化作用。没有气的功能活动，便没有生命的运动，所以明代著名养生家高濂在《遵生八笺》中说：“人之所生，神依于形，形依于气，气存则荣，气败则灭，气清则神爽。”传统运动疗法通过调气、导气，使气的功能大大加强，从而达到调和气血、祛邪扶正、愈病健身的作用。

传统运动疗法还强调“存思”的意念作用，这种意念属于中医“神”的范畴。中医认为，神是人的精神、意识、思维活动，神不仅是人体生理功能的重要组成部分，在一定条件下又能影响人体各方面生理功能的协调平衡，在运动疗法进行过程中，人们通过“神”驾驭气和形的运动，从而能更准确、更有针对性地达到治疗各种疾病的目的。

总之，运动能够治疗疾病，自有其妙理存在。有人说：“运动是水，运动是营养，运动是防治一切疾病的良药。”绝非虚言。

四、运动的生理效应和代谢调节

有这样一个实验：一组正常健康人躺在床上不做任何练习，时间长了就会肌肉萎缩、肌力衰退；从床上站起来时会头晕目眩，心跳加快，脉搏细弱，血压下降，甚至晕厥，心脏功能下降。而另一组在床上每天做四次器械练习的人，则不出现以上现象，仍能保持实验前的工作能力。这个实验说明肌肉运动是维持身体健康必需的重要因素。从自然界我们也可以观察到野生动物比同类驯养的动物寿命要长，有较强的攻击力和适应能力。说明野外生活的动物，为了生存及适应各种恶劣环境，身体得到了锻炼，其体力也比饲养动物强，寿命也延长了。

健康的身体需要从小维护，除了定期检查身体外，合理的营养、养成良好的体育锻炼习惯，是保持健康的重要因素。中老年人由于机体开始逐渐衰退，不同程度地表现出工作能力下降，这是衡量老化的一个重要标志。如果我们能尽量延缓身体工作能力的下降，也就说明衰老推迟了。身体工作能力的保持或延缓下降的速度要靠身体各器官保持正常的功能或延缓功能衰退的速度，这只能靠锻炼。

1. 体育锻炼对神经系统的生理功能影响

人体是一个整体，主要由神经系统统一控制、协调全身各器官的活动，包括思维、生理功能和行动。神经系统包括中枢神经和周围神经。中枢神经是全身的指挥中心，处于统帅地位。它由大脑、小脑、脑干和脊髓等组成。从脑和脊髓发出的周围神经分管着全身不同的功能。人体各器官系统在神经和神经体液的协调下相互制约，维持生命的正常活动。在体育锻炼时，好像只是肌肉在活动，如跑步时，从表面上看，只是腿部肌肉在收缩，双手在摆动。但此时心跳已经加快，血液流动已经加速，呼吸变得急促等。这些都是身体内环境的变化。从外环境来说，气温、场地、观众以及比赛的对手等因素，都对机体产生影响。神经系统对内外各种复杂因素引起的变化，都需要作出迅速而正确的应答。体育运动需要有一个完善的、反应敏捷的神经系统的指挥，反之，体育锻炼也增强了神经系统的指挥协调能力，能更好地适应各种环境，改善某些器官功能上的缺陷（如残疾），促进并提高各组织器官向更高、更强、更完善的生理功能发展。保护和提高神经系统的指挥协调功能，最好的方法是加强锻炼。了解了神经系统的功能和活动规律，使我们对体育锻炼更富于理性认识，从而增强对身体锻炼的积极性、自觉性和目的性，才能持之以恒。

(1)体育锻炼时，全身肌肉参与了工作，血液循环明显加快，也增加了血流量，大脑得到充足的血液供应。同时体育锻炼也降低了血液中易沉积于血管壁而导致动脉硬化的胆固醇、低密度脂蛋白和极低密度脂蛋白的含量；提高清除胆固醇的高密度脂蛋白的含量，这对预防脑血管硬化十分有利。

(2)体育锻炼是全身性的肌肉活动，如跑步、游泳等。当脑力劳动时，负责体力活动部分的脑细胞处于相对的抑制状态。反之，体育锻炼时，这部分的脑细胞处于兴奋状态，并得到应有的刺激，肌肉系统、血液循环因而加强。兴奋和抑制过程的频繁交替，有助于延缓细胞功能的衰退。

(3)同样的肌肉活动，对中枢神经系统不同的部位亦有不同的刺激作用。如长距离耐力项目运动，由于长时间单调的肌肉活动，使相应部位的脑神经组织产生疲劳，这时应采取积极性休息，以提高继续工作的效率。休息有两种：一种是消极性休息。就是停止锻炼，多休息、多睡觉。另一种是积极性休息。主要是采用调整练习的内容，如原来练习跑步的可暂时改为游泳、爬山或郊游等；原来参加游泳运动的可以去跑步、打球或郊游等。总之，改变一下原来的练习内容，但并不完全停止体力活动，使大脑的兴奋性得到转移，也就是保护了原来的兴奋灶，使之得到充分的休息和恢复。

体育锻炼时，除动员身体各个器官发挥作用外，要求与肌肉的活动互相协调好，才能提高锻炼的效果并节省能源，这就需要加强大脑的调节和控制能力，也就增强了脑细胞的活动。所以脑力劳动不能替代体育活动对脑细胞的锻炼。体力劳动虽然也是肌肉活动，但是不同的工种所参与的肌肉活动往往比较局限，常常是单一的或简单的重复，有时它对机体的刺激也不是很大，对身体各器官的要求也是不均衡的，从某种意义上说也像脑力劳动一样，只在大脑的某一部分得到兴奋，所以体力劳动也不能替代全身性的体育活动。

2.体育锻炼对心血管系统的生理功能影响

心血管系统与呼吸系统从功能的角度来评价，二者是紧密相连的。因为人体活动时，氧与二氧化碳的运输靠心血管系统功能来完成，而气体的交换站却是在肺部。任何一方的功能障碍,都会严重影响生命活动。体育锻炼时,肌肉对血液循环的要求大大提高。此时心肌加强收缩,血管内压力增加,血流加速,冠状动脉扩张,大大提高了心肌对能量的吸取和利用。所有这些都有赖于心肌兴奋性的提高,促进心血管系统一系列的连锁反应,才能更好地保证肌肉的活动。有研究证明,安静时,肌肉大部分毛细血管不开放,肌肉每平方毫米横断面有毛细血管 31～270 根,而运动时可增加到 3000 根。研究还证明,健康成人冠状动脉血流量占心输出量的 8%～9%。运动时,吸氧量增加 2～2.5 倍情况下,冠状动脉血流量却增加 40%,可达安静时的 7 倍,极大地改善了心肌的血液供应,此时肌肉(骨骼肌)的血液供应也明显增加,肌肉对能源物质的利用也提高了,工作效率也就提高了。所以体育活动对心血管系统的锻炼,首先是对供应心肌本身血液的冠状动脉的锻炼。由此可见,改善冠状动脉的血液供应是体育锻炼对心血管系统影响的主要受益者。

体育锻炼对心血管系统的良好影响还表现在心肌的肥厚。锻炼可以使骨骼肌肉明显增大,也可以使心肌增大。锻炼时,肌肉需要大量的血液供应,这就需要心脏强而有力的搏动,将大量的氧气和营养物质源源不断地输送到肌肉内,以满足肌肉收缩的需要。一般健康人安静时心脏每收缩一次,输出 60～80 毫升的血液,而常锻炼者可输出较多的血液。但运动时每分钟心输出量(每搏输出量和心率的乘积),常锻炼者比一般健康人可增加数倍。心输出量是衡量心功能的重要指标。常锻炼者运动时,主要通过增加每搏输出量以增加心输出量。一般人由于平时缺乏锻炼,运动时,心率增加过快,心室充满血液的时间缩短,充血量减少,导致每搏输出量下降,心输出量因而减少,肌肉工作能力受到限制。在完成同样的工作时,常锻炼者心率较慢,这是心脏功能节省化的表现。所以锻炼一个时期后,经常测量心率,可以评价锻炼的效果,是一种简单而有效的方法。评定体育锻炼效果的另一简单而有效的方法是测量血压。正常人安静时收缩压为 90～120 毫米汞柱(12～16 千帕),舒张压为 70～90 毫米汞柱(9.3～12 千帕),经过锻炼,血压在原来的基础上可下降 10 毫米汞柱(1.3 千帕)左右。常锻炼的人,心脏 X 射线检查时可以发现心肌肥厚(主要表现在左心室),运动医学称为“运动性肥大”。这是心脏收缩强而有力的形态学指标。

常锻炼的人在完成定量负荷工作时，身体各项生理指标如心率、血压、血乳酸等，都比一般健康人恢复得快，使锻炼者有较多的休息时间来修复，并准备承担更多、更大的劳动任务。

3. 体育锻炼对呼吸系统的生理功能影响

呼吸的主要功能是吸入空气中的氧和排出由组织细胞经过新陈代谢产生的二氧化碳。体育活动时需要消耗大量的氧和营养，以不断地供应肌肉活动时的需要。同时产生大量的二氧化碳。这种由空气中吸收氧和从血液中排出二氧化碳的气体交换过程，都是在肺部进行的。呼吸时，胸部扩张的幅度越大、呼吸的深度越深、通过呼吸道的通气量越多、肺部气体交换得越充分，也就是身体利用氧的机会越大、肌肉工作的时间越长，效率也就越高。日常生活中经常见到，一般没有经过体育锻炼的人在进行上楼梯、赶公共汽车、跑步、爬山等活动时，都会感到气喘、心跳。而经过锻炼的人则不出现这种现象，或用加深呼吸的方式，使换气效率大大提高，从而减轻这种气喘的程度。呼吸肌活动的加强，可从两方面得到锻炼。

(1)运动时，呼吸加深、加快。这时膈肌、背部肌肉因呼吸加深而得到锻炼。当然也可用力量练习加强呼吸肌的功能。

(2)通过体育锻炼使肺活量明显增大，尤其是游泳、滑雪等项目运动员肺活量不但明显大于一般健康人，也大于其他项目的运动员。经常参加体育锻炼的人，由于肺脏弹性增大、呼吸肌力量加强，比不参加体育锻炼的同龄人肺活量要高。

总之，体育运动对呼吸系统的影响为增强呼吸肌力量(如膈肌、肋间肌、腹壁肌)，增大肺活量，加深呼吸深度，增加气体的交换量，从而促进机体的新陈代谢，保证了运动时的能量供应。

4. 体育锻炼对消化系统的生理功能影响

消化系统包括消化道和消化腺两大部分。消化道从口腔、咽、食管、胃、小肠直至大肠。消化道是食物经消化、吸收及排泄的通道。消化腺包括唾液腺、肝脏、胰腺以及整个消化管壁内的许多小腺体，分泌各种消化液，将食物分解、消化然后由消化道吸收其有用的成分，排出糟粕。食物通过口腔，经咀嚼(第一道消化程序)后，由胃肠把复杂成分的食物加工分解为相对简单的易于被人体吸收的各种养料,提供人体进行新陈代谢的需要。人体需要的极大部分营养成分,只能从食物中得到补充,不能由人体内部转化。所以偏食者往往由于摄入的食物品种不够全面,而造成体内某些营养物质的缺乏,因而发生某些营养素的缺乏或疾病。如人们所熟知的缺钙,就是因为食物中缺乏足够的钙而引起。但有些人食物中并不缺乏各种营养素,只是由于消化系统的功能障碍,影响某些营养素的消化和吸收,可能因此而导致消瘦或某些缺乏症,对健康造成危害。由此可见消化系统对人体健康影响很大。

体育锻炼时,肌肉活动明显加强,需要充足的能量供应,要求消化系统加强活动,分泌更多的消化液,促进胃肠的血液流动,吸收更多的营养物质供机体利用。所以,在体育活动的影响下,胃肠功能得到了进一步加强和改善。锻炼后,身体消耗了许多能量,迫切需要得到补充,这时人们常常会有饥饿感,食欲明显增加,消化和吸收功能会明显加强。长期坚持锻炼,偏瘦的人体重会逐渐增加,肌肉会逐渐增粗。对有消化不良、胃肠功能紊乱者,也会起到药物所不能起的作用。

体育锻炼对消化系统的良好作用,已如上述。但任何运动都要加强科学性。运动的时间、锻炼的内容、强度的大小,都要根据各人的具体情况合理安排。人们都知道饭后不宜剧烈运动,因为剧烈运动时,由于肌肉需要大量的血液供应,在神经系统的调节支配下,内脏的血液供应相对减少,胃肠功能亦因供血减少而降低活动能力,蠕动变慢,消化液分泌减少,食物的消化和吸收功能大受影响。所以吃饭前后不宜从事剧烈的体育活动。老年人或胃肠功能有障碍的人,适宜参加一般的体育锻炼,以增强腹肌的收缩力和膈肌的上下活动,有利于肠胃蠕动,促进消化液分泌,改善肠胃的血液循环,对缓解习惯性便秘亦有益。

饭后散步,由于是轻度的肌肉活动,则有利于食物的消化和吸收,这也是因为一般活动能加强肠胃蠕动,增加局部的血液循环,有利于胃肠功能的正常运行。所以体育锻炼不但有助于提高消化系统的正常工作,保证对营养物质的需要,同时还促进了消化功能本身的发展。

5.体育锻炼对泌尿系统的生理功能影响

人体活动是一个全身各系统综合活动的结果。身体非气体性新陈代谢产物，主要通过泌尿系统排出体外。所谓泌尿系统是指肾、输尿管、膀胱和尿道。体育活动时，全身各器官的活动都加强了，由于新陈代谢旺盛，产生大量的废物，通过血液循环，经肾脏过滤，随尿排出体外。如乳酸（疲劳产物）、尿素、尿肌酐以及脂肪的代谢产物酮体等。全身各系统在中枢神经的支配下，总是这样相互协调，相互制约，保持一个恒定的动态平衡。运动时，从皮肤、呼吸道丢失大量的水分，汗液中亦排出大量的盐分，此时，排尿量就减少。肾脏具有调节功能，当体内某些物质（如水）过多时，尿量就增加。但不足时会重新吸收，减少排出。肾脏的这种自动调节功能，是根据体内的需要和酸碱平衡而增多或减少排泄，以保持体液浓度正常的比例关系。正是这种过滤、重吸收、排泄活动，增强了肾脏功能。所以体育锻炼增强了肾脏对维持体内的酸碱平衡、体液平衡的功能，对排出新陈代谢时产生的大量废物，具有极重要的意义。

老年人由于膀胱肌肉开始萎缩，膀胱括约肌功能也逐渐衰退，所以常有尿频现象。老年人随着年龄的增长，肾功能逐渐减退，活动效率逐渐降低。这种衰退现象是由于肾功能单位（由肾小球和肾小管组成一个肾功能单位）的数目减少引起的。老年人由于肾功能逐渐衰退，肾小球滤过率、血流量减少，再吸收能力可下降40%～50%。尿浓缩能力降低，因此水及电解质的排出量增多。如饮水不足，会发生脱水现象。此外，老年人由于肾动脉硬化引起血流量减少，影响肾脏功能，亦是主要原因。所以体育锻炼对心血管系统的良好作用，其中也包括对肾血管的影响。

6.体育锻炼对肌肉系统的生理功能影响

人体在安静时，肌肉处于放松状态，肌肉的能量消耗少，毛细血管没有完全开放，所以血流量也相对减少，心肌也能得到较充分的休息。但肌肉长期处于不活动状态，会导致肌肉萎缩，全身无力。一个截瘫患者或下肢骨折长期卧床的人，肌肉萎缩是常见的现象。一般的肌肉活动，仅能维持正常的生活需要，如要达到强壮有力，还需要有意识地加强体育锻炼。人体在运动时，主要表现在肌肉的活动中。肌肉的收缩和放松，都是大脑统一指挥下有目的的运动。肌肉在收缩过程中，产生一系列复杂的生物化学变化。简要地说，肌肉主要是由20%的蛋白质和75%的水所组成的，其他物质约占5%。肌肉中的蛋白质有肌凝蛋白和肌纤蛋白，当中枢神经发出信号，引起肌神经兴奋时，两种蛋白结合起来并缩短，产生肌肉的收缩。肌肉收缩时，需要能量，这种能源物质有三磷酸腺苷（ATP）、磷酸肌酸（CP）和肌糖原。当肌神经接受冲动时，这些能源物质分解并产生大量的能量，供肌肉工作。长期的肌肉收缩运动，会使肌纤维变粗，毛细血管扩张，肌肉变得粗大有力。

肌肉活动时，消耗了大量能源物质的同时也产生了大量的新陈代谢产物。当活动达到一定程度时，肌肉内疲劳物质堆积，能源匮乏，肌肉产生疲劳，工作能力开始下降。经过适当休息后，肌肉内能源物质很快得到补充，肌肉工作能力也得到恢复。恢复后的肌肉工作能力要超过锻炼前的水平，这在理论上称为“超量恢复”。研究证明：①在适宜刺激强度下，肌肉消耗的物质随刺激强度的增大而增加；②在恢复时期，有一个阶段被消耗物质的补充，会超过原来的恢复水平，称为超量恢复；③超量恢复和消耗物质的过程有关，在一定范围内，消耗越多，超量恢复越明显。研究还证明了不同物质其超量恢复的速度不同。如磷酸肌酸恢复的速度比糖原快。

通过身体锻炼，不但肌纤维会逐渐增粗，其存储氧的能力也提高了，肌糖原的储备也增加了，毛细血管的数量也增多了，肌纤维和肌腱与骨骼的连接更为密实、牢固，能承受更大的牵拉力。

7.体育锻炼对骨骼系统的生理功能影响

骨骼是人体运动器官的主要组成部分。骨在人体中起着支架作用，在运动中起着杠杆作用。

人体共有骨206块。按形状可分为长骨、短骨、扁骨、含气骨和不规则骨五种。骨的主要构成部分为骨密质、骨松质和骨膜。骨密质坚实，具有很强的抗压、抗扭曲能力，骨松质的空隙内充满了人们熟知的骨髓。成年人的骨髓有1600～3700克，占体重的3.5％～5.9％。骨髓具有造血、免疫和防御功能。相宜的骨髓是目前治疗白血病唯一有效的方法。骨膜与人体生长和修复有关。骨质的坚硬或韧性程度是由骨骼中无机物和有机物的配合比例来决定的。儿童时期骨骼中无机物少，有机物多，因此骨的可塑性大，容易变形。所以儿童要注意养成正确的坐姿和背负重力的姿势，防止歪曲和畸形。老年人骨骼中无机物增多，有机物减少或由于缺钙等原因，骨质疏松、脆性大，易造成骨折。

体育锻炼可以促进骨骼的发育和生长，这对正处在成长过程中的儿童有着更重要的意义。体育锻炼可使骨密质增厚，骨直径增粗，肌肉与骨附着处受肌腱牵拉，骨表面常显突起，有很强的坚韧性和抗受力性。体育锻炼者的骨骼，对抗外力的机械作用有明显的增强，有较强的抗弯、抗折、抗压缩和抗扭曲的性能。老年人随着年龄的增长，肌肉逐渐萎缩，骨骼也逐渐出现老年性变化。最为明显的是骨质疏松。其主要原因是钙质从骨中释放出来。而骨骼中蛋白基质不能形成，影响钙的沉积。这在四肢骨及脊柱中表现特别明显。体育锻炼对支撑骨有很好的重力刺激，可以减少或防止钙质从骨中外逸，推迟骨骼的退化和脆变。锻炼使肌肉力量得到增强，对骨关节有保护作用，并可分散外力对骨骼的直接撞击，具有缓冲减震作用，从而减少骨折发生的机会。

为了预防妇女、老人因缺钙引起骨质疏松，可能导致骨折的发生，首先应从饮食中摄取足量的钙。人体每日钙的需要量：3～10 岁儿童为 800～1000 毫克；青少年和哺乳婴儿为 1000～1200 毫克；成年人为 400～600 毫克；老年人为 1000～1200 毫克：绝经期妇女为 1200～1500 毫克。合理饮食可保持正常钙的需要量。食物中的鲜奶是含钙量较高的首选食品。其他如虾皮、豆制品、新鲜蔬菜、水果等也属于含钙量较高的食品。此外，在户外活动多，常晒太阳，可促进钙的吸收。体育锻炼时，骨骼受肌肉的牵拉活动及骨骼与地面机械性撞击的刺激，有助于增强钙的吸收。

一般来说，安静时，肌肉能量的主要来源是游离脂肪酸（FFA）；运动时，肌肉首先利用肌糖原。随着运动的进行，肌糖原逐渐消耗，则开始利用循环中的葡萄糖和 FFA，而循环中的葡萄糖主要由肝糖原分解及糖异生作用产生。一般情况下，运动中肌肉对葡萄糖的摄取与肝脏葡萄糖的产生保持平衡，使血糖维持稳定，如果运动继续进行（大约 90 分钟），肝脏产生的葡萄糖已不能维持肌肉对糖的摄取需要，血糖逐渐下降。适量运动的降血糖作用大约可持续 12 小时。上述运动变化过程中，由神经内分泌系统精确地调节运动肌肉的能量供应：一方面，中枢神经系统通过传递来的肌肉收缩信号来调节肝糖原的输出；另一方面，胰岛素分泌的减少是刺激肝糖原输出增多的另一重要因素。

运动疗法能增加肌肉对血糖的摄取和利用。运动持续时，肝脏和肌肉内的储存糖原分解成葡萄糖，为运动提供能量，不断消耗，血糖逐渐下降，高血糖状态得以缓解。运动后肌肉和肝脏还会摄取大量葡萄糖补充糖原消耗，使葡萄糖转化为糖原储存，使血糖持续下降，中等量运动的降糖作用能够维持12～17小时。2型糖尿病患者，急性运动则引起血糖下降，理论上来说，这可能是由于肝糖输出减少(肝糖原分解和肝葡萄糖异生受损)造成，也可能是2型糖尿病患者在运动过程中对循环中的葡萄糖的摄入增加，而利用糖原氧化供能减少所致。有学者发现，2型糖尿病患者中等强度运动时，对血糖利用最多，而肌糖原氧化供能相对较少，这恰恰符合2型糖尿病患者改善高血糖状态的要求。

(1)运动调节糖代谢：多数研究表明，1型糖尿病患者通过运动疗法可降低空腹血糖、餐后2小时血糖、糖化血红蛋白，提高胰岛素水平。但也有学者认为，由于1型糖尿病患者代谢状态每日之间极易改变，所以运动疗法的降糖效果未必十分确定。一项汇集14项临床试验的meta分析发现，在体重不减轻的情况下，50%～60%最大摄氧量(VO_{2max})的踏车练习使2型糖尿病患者的糖化血红蛋白(HbAlc)水平下降0.66%。普遍观点认为，实施运动疗法能使2型糖尿病患者的血糖控制在良好状态。运动能增加胰岛素诱导的葡萄糖利用率，有研究显示葡萄糖输注速率在运动后显著高于运动前休息状态。

(2)运动改善脂代谢

2型糖尿病患者中有40%～50%合并脂代谢紊乱。脂肪细胞对胰岛素产生抵抗，故脂肪分解加强游离脂肪酸释放增多。近年对游离脂肪酸在致胰岛素抵抗中的研究发现，高游离脂肪酸抑制骨骼肌对葡萄糖的摄取，导致肝糖原输出增多，使得血糖升高。从糖尿病病情的发展看，脂肪是糖尿病恶化的危险因素之一。

运动训练能显著改善脂代谢，减少内脏脂肪，从而使血游离脂肪酸下降。长期运动个体和静态工作者相比，具有较高水平的高密度脂蛋白胆固醇和较低水平的甘油三酯、低密度脂蛋白胆固醇、极低密度脂蛋白胆固醇。体脂和血脂水平关系密切，运动可使2型糖尿病患者的血脂显著下降，且体脂与低密度脂蛋白胆固醇/高密度脂蛋白胆固醇和甘油三酯显著相关，运动使体脂减少，血脂改善。同时，长期而适当的运动能增强脂肪细胞中酶的活性，加强脂肪的分解，促进多余脂肪消耗，促使减肥。这些研究提示，有氧运动对改善2型糖尿病患者的血清脂类和脂蛋白确有疗效。有氧运动还可通过控制血糖而改善血脂，血糖控制欠佳与血糖控制良好患者比较，前者甘油三酯、低密度脂蛋白胆固醇显著升高，载脂蛋白 A1 显著下降。

(3)运动增强胰岛素敏感性：胰岛素抵抗是 2 型糖尿病的主要特点之一，它贯穿于疾病的整个发生发展过程中。运动能增加胰岛素的敏感性，特别是对参加运动的肌肉而言，运动使胰岛素与受体结合率增加，且使受体以后的代谢反应增快，从而降低血糖起到治疗作用。

有报道，6 周的有氧运动能显著增加肥胖妇女的胰岛素敏感性；运动后，空腹胰岛素水平下降 26%，利用葡萄糖钳夹技术发现葡萄糖利用率增加，胰岛素抵抗改善。临床随机试验发现，2 型糖尿病患者每周进行 3 次高强度的有氧运动，持续 2 个月，其胰岛素敏感性提高 46%。利用葡萄糖钳夹技术发现即使不伴体重下降，葡萄糖利用率、胰岛素与其受体结合率也会增加，胰岛素抵抗改善。耐力运动员与一般人相比，其葡萄糖代谢清除率及胰岛素与红细胞膜胰岛素受体结合率明显增高。动物实验发现：糖尿病大鼠血糖浓度明显升高。血胰岛素浓度显著下降，肝细胞膜胰岛素受体浓度显著增加；而糖尿病大鼠经过 6～7 周的运动训练后，血糖下降，肝细胞膜胰岛素亲和力和受体浓度降低，并趋向正常。提示运动训练能恢复糖尿病时的肝细胞膜胰岛素受体的异常，降低周围组织胰岛素抵抗，改善糖代谢紊乱。

就运动强度而言，即使是对 VO_{2max}不产生影响的轻度的身体锻炼，如果长期坚持，也能够改善个体的胰岛素感受性。有研究表明，葡萄糖代谢率的改善度(△MCR)与步数计所示的每日步数呈正相关。在以改善胰岛素感受性为中心的锻炼效果中，肌肉重量增大、糖酵解及三羧酸循环通路的酶活性的改变、葡萄糖运蛋白-4(Glut4)等受体后阶段的肌性因素起到很重要的作用。如果不实施运动疗法，即使体重减少也不能改善肥胖 2 型糖尿病患者的胰岛素敏感性低下。锻炼能减少体内脂肪量，使脂肪细胞体积缩小。随着脂肪组织量的减少，由脂肪组织分泌的肿瘤坏死因子仅在血中的浓度也降低，也有可能帮助改善个体的胰岛素敏感性。

运动增加胰岛素敏感性的机制，目前主要认为是通过改善胰岛素受体功能和受体后缺陷，从而增加外周组织细胞对胰岛素的敏感性，减轻胰岛素抵抗。因为葡萄糖跨膜转运进入肌肉细胞是依赖于细胞膜上的Glut4转运完成的，而这个步骤又是肌细胞摄取和利用葡萄糖的主要限速步骤，因此骨骼肌细胞膜上的Glut4以及决定其转运率的转运蛋白信息核糖核酸（Glut4 mRNA）的减少，是2型糖尿病胰岛素抵抗中的重要环节之一。运动能使糖尿病大鼠骨骼肌细胞内Glut4 mRNA增多，从而Glut4蛋白含量增加，运载葡萄糖的能力增强，Glut摄取葡萄糖增加。对2型糖尿病患者的肌活检也发现，有氧运动可提高肌肉细胞内Glut4 mRNA的含量，以及细胞内Glut4蛋白的含量。2型糖尿病患者进行45～60分钟60%～70% VO_{2max}的运动后，骨骼肌肌膜上Glut4增加74%，糖运载能力增加，血糖下降。由此可见，运动锻炼加速肌细胞内Glut4基因转录，增加细胞内Glut4蛋白含量，加强了肌细胞对葡萄糖的摄取和利用。也有人认为，细胞内Glut4含量糖尿病患者和非糖尿病者无显著性差异，只是2型糖尿病患者肌膜上的Glut4较少，即2型糖尿病患者Glut4存在转位障碍，影响糖的运载，但运动能改变细胞内机制，增加Glut4向肌膜的转运。

值得注意的是，运动锻炼增加外周组织细胞对胰岛素的敏感性，减轻胰岛素抵抗，这种作用不但对糖尿病有治疗意义，而且对其他胰岛素抵抗综合征同样有防治意义。

(4)运动改善心、肺、肾等器官功能：微血管和大血管并发症是2型糖尿病患者致残和死亡的主要原因，空腹或餐后血糖轻度升高是发生大血管并发症的驱动力，高血糖能加速动脉粥样硬化的形成。心血管功能与2型糖尿病的发病显著相关，与非糖尿病女性相比，糖尿病女性最大摄氧量降低。单纯控制血糖并不能阻止2型糖尿病患者心血管疾病的发生，但运动却可直接改善心肺功能。老年2型糖尿病患者常伴有全身小动脉硬化，血管舒缩能力降低，运动疗法有明显的改善糖尿病患者血液流变学的作用，减少患者血管并发症的发生。国外学者曾对2型糖尿病患者进行8周的50%～60% VO_{2max}耐力运动，结果发现患者每搏排出量增加，血压下降，休息时心率下降。适当的运动疗法能改善老年2型糖尿病患者的心功能。

肺部微血管病变是影响弥散功能的因素之一，高血糖水平使肺组织胶原蛋白发生反应造成肺组织弹性下降，可能与限制性肺通气功能障碍有关。国外有学者认为心肺功能与空腹葡萄糖低减和 2 型糖尿病显著相关。

运动对延缓糖尿病的并发症出现、减缓 CD 损害也有益处。运动疗法能够显著改善老年 2 型糖尿病患者中性粒细胞和单核细胞膜 CD_{llb}/CD_{18} 的表达，可推迟或避免糖尿病并发症的发生。运动疗法显著降低老年 2 型糖尿病患者的 β_2-微球蛋白水平，修复早期受损的肾功能，阻止糖尿病肾病的发展。

内环境的重要特征之一是它们的理化性质能保持相对恒定，以保证细胞的各种酶促反应和生理功能得以正常进行，这是维持整个机体生存的基本条件。细胞的正常代谢活动需要内环境理化因素的相对恒定，而代谢活动本身又经常造成内环境理化性质在一定的允许范围内波动。运动系统的活动必将影响人体的新陈代谢活动，从而影响机体内环境的稳态。

运动使代谢活动加强亦使波动范围增大，并可经过机体的各种调节机制进行不断的调整，如此反复进行，始终维持着相对恒定的动态平衡，在此过程中机体各系统各器官的调节能力不断得到协调和加强。故而，整个机体的生命活动正是在稳态不断受到破坏而又得到恢复的过程中进行，因此运动对整体功能的调整有着十分重要的意义。

五、运动的作用和价值

体育是人类在几千年发展过程中所创造出来的宝贵的文化财富，是人类针对自身以其身体运动为基本手段，以获得并保持终身健、美、乐为目标的一种社会文化现象。随着时代的发展、社会的进步，人们逐渐认识到体育不仅可用来健身防病，同时还具有休闲娱乐、陶冶情操、社会交往等丰富的内涵。在现代生活中，人们对生活质量提出了更高、更新的要求。体育也从以往单一的健身性向社会的各个层面延伸，成为我们现实生活中不可缺少的重要内容，在促进人们身心健康，提高民族素质方面起着重要作用，是人类健康、文明生活的重要标志。

（一）体育锻炼对疾病预防的作用

1. 有利于骨骼关节的调整，预防关节炎等疾病

坚持体育锻炼，对骨骼、肌肉、关节和韧带都会产生良好的影响。经常运动可使肌肉保持正常的张力，并通过肌肉活动给骨组织以刺激，促进骨骼中钙

的储存，预防骨质疏松，同时使关节保持较好的灵活性，韧带保持较佳的弹性。锻炼可以增强运动系统的准确性和协调性，保持手脚的灵便，使人可以轻松自如，有条不紊地完成各种复杂的动作。

2.预防心血管系统疾病

(1)体育锻炼可以扩张冠状血管，促进侧支循环的形成，改善心肌供血，增加心脏泵血功能。

(2)体育锻炼可降低血甘油三酯、低密度脂蛋白胆固醇水平，提高高密度脂蛋白胆固醇水平，从而可防止动脉粥样硬化的形成及其继发的冠心病，对防止血栓的形成和心肌梗死的发生有重要意义。

(3)有规律的运动锻炼，可以减慢静息时和锻炼时的心率，这就大大减少了心脏的工作时间，增加了心脏功能，保持了冠状动脉血流畅通，可更好地供给心肌所需要的营养，使心脏病的危险率减少。

(4)经常参加体育锻炼可使心肌细胞内的蛋白质合成增加，心肌纤维增粗，使得心肌收缩力量增加，使心室容量增大。

(5)体育锻炼可改善骨骼肌代谢，减少运动时的能量需求从而减轻心脏的负荷，增加心功能贮备，并改善体力。

3.体育锻炼对于亚健康的预防与治疗功效

体育锻炼贵在坚持、重在适度，正确的态度是把体育锻炼当作一种娱乐、一种享受。我们提倡享受体育锻炼，当然我们更提倡选择运动项目的时候不应强求，要因人而异，根据个人爱好、个人条件和个人需要等来选择运动项目。

研究数据表明，体力活动和体育运动可通过减少脂肪组织，改善脂类和碳水化合物(糖)代谢在维持能量平衡方面起重要作用，从而减少慢性病发生的多种危险因素，改善亚健康状况。

4.预防呼吸系统疾病

经常参加体育锻炼，特别是做一些伸展扩胸运动，可以使呼吸肌力量加强，胸廓扩大，有利于肺组织的生长发育和肺的扩张，使肺活量增加。经常性的深呼吸运动，也可以促使肺活量的增长。大量实验表明，经常参加体育锻炼的人，肺活量值高于一般人。

体育锻炼由于加强了呼吸力量，可使呼吸深度增加，以有效地增加肺的通气效率。研究表明，一般人在运动时肺通气量能增加到60升/分，有体育锻炼习惯的人运动时肺通气量可达100升/分。

一般人在进行体育活动时只能利用其氧气最大摄入值的60%左右，而经过体育锻炼后可以使这种能力大大提高。体育活动时，即使氧气的需要量增加，也能满足机体的需要，而不致机体缺氧。

（二）运动能培养良好的心理素质

1. 自幼参加运动可以促进智力发育，集中注意力，克服多动症

运动可以使人变得头脑聪明，思维敏捷。这是因为运动中大脑得到充分的供氧，消除了疲劳素。运动中枢的兴奋，会产生负诱导作用，使其他神经中枢得到充分的休息和抑制，可以提高工作能力。体育锻炼可以提高神经系统的协调性，使你动作准确、协调，反应快，自动化程度高。为了学会某一动作，从人体生理学分析都要经过三个阶段，即泛化阶段、分化阶段和自动化阶段；从教育心理学分析，就是粗略掌握动作阶段、改进提高动作阶段、动作巩固和运用自如阶段。开始是大脑皮质兴奋扩散，传出神经不够集中，大肌肉群和小肌肉群有多余肌肉参与，所以动作不准确，而且紧张；经过多次反复练习，神经系统传导逐步准确，多余动作和紧张减少，但不巩固；再经过一段反复练习，神经支配肌肉协调准确，内抑制过程相对牢固，形成自动化巩固的动作。如果从婴幼儿时期就注意孩子的这方面训练，就会促进孩子的生长发育，使其神经系统兴奋与抑制调控良好，减少多动症的发生。许多医院治疗小儿脑瘫和多动症，采用运动疗法是重要措施之一。

儿童脑发育的最佳时期是0～3岁，最晚治疗是3～5岁。除医疗、营养、早期教育外，抓好新生儿的运动训练是每个父母必须知道的。婴幼儿应该多抚触、多运动，3个月会翻身，5个月会抓握，6个月会坐，8个月会爬，12个月会走，其中爬行训练是手脚并用的运动，对婴幼儿的智力发育影响很大，应特别注意。通过练手可以达到练脑，即“手巧心灵”是防治“感觉统合失调症”的有效措施之一。美国人类潜能开发研究所所长葛兰·道门医生说：“若用三个字来说明怎样开发孩子的智力潜能，那就是‘让他爬’。”

2. 运动使人振奋精神、心情愉悦，提高自信心

科学的运动，适当的运动，在使人产生轻微疲劳感的同时，也在体内（脑

内)产生一种内啡肽,使人镇静镇痛、心情愉快,有舒服感,有一种跃跃欲试的感觉。既可以娱身,又可以娱心;既可健身,又可健心。第一,运动使你产生兴趣,或者你有这个爱好,因为人在生理和心理上有这种需要。当你运动时产生了良好的心理效应,获得了一种良好的情绪体验和满足感,所以使你快乐。第二,你所选择的体育锻炼,应以中等强度为宜,以有氧运动为主,避免过分激烈的竞争。运动心理学研究表明,在运动过程中,心率最好控制在最大心率的60%~80%,大约为170－年龄＝运动心率(年轻人为180－年龄),每次活动时间30~60分钟,每周3~5次,这样才有利于心理健康。第三,持之以恒地参加运动。心理学家调查表明,随着运动总时间的增加,运动产生快乐的良好心理效应就会增强。

3.运动可以治疗情感疾病

(1)体育运动可以开发大脑右半球,培养乐观的情绪。人类的忧郁、沮丧等不良情绪,通常是发自大脑左半球的思维中枢,而产生愉快情绪的区域在大脑右半球。人在运动时,右半球活跃并取得支配地位,而左半球受到抑制。

(2)适度运动能促进人体释放脑啡肽,使人产生愉快的感觉。积极主动地锻炼身体,特别是参加集体的娱乐性活动,比如篮球友谊赛、足球赛等,不仅舒展了筋骨,还能洗刷掉所有的烦恼。

(3)体育运动是一种人群互动的社会活动。人们通过交流可以宣泄不良的情绪,从而产生乐观开朗、充满自信的心理氛围。性格内向、平时有些抑郁情绪的人,应多参加体育运动,如打球、游泳、登山等,多与朋友聚会、同行活动,时间长了,性格都可以改变。

(4)体育运动在不断学习新技术动作和提高体力中,增强了战胜消极情绪的能力。在体育运动中既可享受成功的喜悦,又要承受压力,而且在短瞬间变化无穷,学会了以积极情绪去战胜不良情绪,你就变成了情绪的主人,当然情感性疾病在你面前就退缩。

4.运动可以锻炼人的意志力

什么是意志?意志是自觉而有意识地确定目的,并调节自己的行动,克服各种困难,去实现这一目的的心理过程。良好的意志品质是实现人生理想目标的重要因素。据新时代的理论认为,人要获得事业的成就,有三大因素:一是高科技的智力因素，二是坚强的意志品质和能力，三是健康强壮的身体。而坚强的意志品质起着决定性的作用。当然这是指内因，外部的条件和机遇也是不可缺少的。

体育运动对培养意志品质有非常显著的效果。在体育运动中，能否获得成绩，在很大程度上取决于你意志努力的及时性和持久性。例如，肌肉紧张时的意志努力——健美运动、举重、推铅球等；注意紧张的意志努力——射击、游泳、自行车等；克服危险的意志努力——跳水、跳高等。

良好的意志品质包括顽强性、果断性、勇敢性、主动性、自制性和独立性。

(1)顽强性。顽强性是指为达到预定目的，不屈不挠、坚持不懈克服困难的一种精神。这在走、跑、游泳、滑冰、登山等耐久力锻炼中非常突出，没有顽强的意志，一次长距离的运动也坚持不下来，而长年、多年的锻炼身体更要有顽强的毅力。

(2)果断性。果断性是指一个人能及时采取决定并立即实行，即当机立断。运动中果断行事，常与不怕困难、不怕风险、敢于承担责任相联系。在球类比赛、击剑、跳伞、野外旅行中常遇到。这种果断行动可以避开风险，乘机取胜。

(3)勇敢性。勇敢性是当我们遇到危险和障碍的时候，虽然意识到危险，但能毫不迟疑地去行动。勇敢和自信心是分不开的。相信自己的力量，相信自己能够胜利和成功，才能毫不迟疑，否则就会畏缩不前，丧失成功的机会。体育运动中的障碍跑、滑雪、跳水、体操、登山等都能锻炼勇敢精神。

(4)自制性。自制性是善于控制自己的情绪，约束自己的言行。我们在许多运动中，都要锻炼自己控制情绪的能力。例如，在长距离走、跑、游泳中，控制自己厌烦、怕累的情绪，用积极情绪战胜它；在球类活动中，当同伴没有配合你、当对于失误碰撞了你时，你能约束自己不去发火、不去犯规等。

(5)独立性。独立性包括自觉性和主动性，就是认真负责做事，自觉、主动地想办法完成任务，无论有无人监督均能敬业工作。可以说，参加各种运动，均要有自觉、主动的精神，独立地完成一定数量的练习。凡是每天坚持运动的人，都会遇到“犯懒不想动”的时候，这时就要战胜自己，这种自己战胜自己的努力，就会换来健康的身体和顽强的意志力。

5.运动是生活中的高级需要,是实现自我价值的基础

体育运动这一社会文化现象,是通过体育使自己的身体和精神得到改造和升华,从而使自身趋向“完美”。心理学家马斯洛认为,人在发展中有多层次的需要,即生理需要、安全需要、社交需要、自尊需要和自我实现的需要。其中生活和安全的需要属于低级的需要,而社交、自尊和自我实现的需要属于发展的高级需要。体育运动是实现自我价值的基础,当然属于高级需要。

体育是根据人类社会的需要,依据人体生长发育和功能提高的生理规律,依据动作技术形成的认知掌握规律,以身体练习为基本手段,达到身体全面发展,增进健康、提高运动技术水平,丰富社会文化生活的一种有意识、有目的、有组织的社会活动,并在人类社会发展中形成了全部财富。

从体育活动的行为方式来认识体育,可以认为体育运动只不过是一种强身健体、开发自身潜能的过程。但从文化的角度来看,体育不仅可以开发和释放人类生物能量,从根本上说(马克思语):“体育意味着通过人并且为了人而对人的本质的真正占有过程,是人向自身、向社会的(即人的)复归过程。”马克思还说:“任何一种解放都是把人的世界和人的关系还给人自己”(《论犹太人问题》)。体育的文化价值就在于人自身的价值,即人的全面、自由、和谐的发展,是人的身心完美展开和全面实现,是个体人格和社会人格的和谐统一。用奥林匹克运动的倡导人、法国教育家顾拜旦的两个词概括体育的文化价值:“美和尊严。”

(三)运动使人适应社会与自然

1.运动使人顺应自然、回归自然

春天,草木复苏,绿色替代了枯黄,空气变得清新。绿色象征着生命的活力,给人以欣欣向荣的景象。千姿百态的花朵争香斗艳。玉兰花给人带来温馨优雅;梅花给人以傲骨之情;紫罗兰、玫瑰花给人以爽朗愉快的感觉;槐树花、丁香花的香味沁人肺腑,使人沉静陶醉,还可作药用于祛风、散寒、理气、醒脑;牡丹花、芍药花国色天香、雍容华贵,给人以从容文雅、落落大方的气派。这绿色与花香,使经过寒冬的人们,迫不及待地要去郊游、踏青。这一片片嫩绿和一股股花草芳香,会使人心旷神怡,给你带来无限的欢乐和满足。郊游和踏青不仅锻炼了身体,解除了疲劳,也增添了对大自然和生活的热爱之情。

随气温不断变暖，室外运动使人适应能力逐渐增强。炎热的夏天使你在运动中大汗淋漓、呼吸急促、心跳剧烈。夏日运动可以增强耐高温的能力，要坚持“夏练三伏”。当然，老年人要根据自己的体质，量力而行、适可而止。其实人类具有适应自然的潜能。当你从冷气空调房间走向运动场，一股热浪可能使你难忍，但坚持活动一会儿，你能很快适应高温，即使感到炎热也可以忍受。从保健角度看，夏天运动既要提高耐高温能力，也要防止中暑，二者不可偏废。

秋高气爽是登高的好时机。自然山川的壮美，会激扬我们生命的活力，鼓荡起血脉中的应激性。大自然不仅给了我们生命，也给了我们灵魂。当你经过奋力拼搏登上山顶时才发现，原来自己比想象的要坚强，会有一种征服后的愉悦。当你浏览众山时，你会感到自己的渺小，你会心胸开阔，拥有一个豁达平和的心境。登高时出汗，可将体表及体内的污物排出，给身体做一次清理，使肺在山谷的良好空气中来个大扫除；同时，由于上山每一步都要比平时付出几倍的体力，体温可升高到39℃，可以杀死体内细菌、病毒，并提高了神经系统调控汗腺和体温的能力。爬山能增体力、强精神、降血压、提高免疫力、使人产生快感，越爬越想爬。

“冬练三九”可积蓄体能，可提高抗寒能力，使人适应冬季寒冷风雪的刺激，减少感冒次数。寒冷刺激可增强血液循环，提高血管弹性；提高神经中枢调节体温适应寒冷的能力，使其反应灵敏，皮肤温度遇冷后恢复正常的速度，从10分钟加快到5分钟，从而使人体内外一致，适应力加强；同时体内代谢加快，胰岛素敏感性增高，加快肠道对糖的吸收，对防治糖尿病有独特的作用，对脂肪肝也有一定疗效。但是，冬练与防寒防病应并重。因早晨血压、血脂都较高，寒冷时运动易出现血管梗死，应待日出后再出去运动。冬天的阳光是人类的补药，可减少精神抑郁症，防治骨质疏松。运动中防止脚部寒冷和冻伤，要用鼻呼吸或鼻吸口呼，避免冷空气直接刺激咽喉和气管。运动前应做准备活动以热身，防止肌肉拉伤。运动出汗后应及时更衣。冬练和进补要相结合。

2. 运动使人融入社会、适应社会

我们说，一个人要能融入社会、适应社会，就是一个人社会化了。社会化的过程是，个人与社会生活不断调试，从“生物人”向“社会人”转变，即按照社会文化和行为模式，不断发展和完善个性的过程。而体育运动是使一个人“社会化”的最好形式之一，道理有四条。

(1)体育运动可以使我们掌握生活基本技能：我们要成为社会人，首先的条件是具有一定的生活、学习和工作的能力。具备这些能力，才能在社会中生活。①在体育运动中我们首先学会基本生活能力。学会站、坐、卧、行的基本姿态；具有走、跑、跳、攀爬、跨越障碍的能力；对一定质量的物体有提、拉、扭、掰、搬、抱的能力；锻炼出一定的力量、速度、灵敏度、耐久力和柔韧性等必备的身体素质；能够适应自然变化和抵抗疾病的传染力等。有的人会问：“站、坐、卧、行的姿势有什么可学的？”是的，我国古代就有“站如松、坐如钟、走如风、卧如弓”的要求。②体育运动可以培养和训练完成各种任务的能力。学会游泳可以自救、救人、抢险、救灾；学会射击、投弹、划船、超越障碍可以用于军事、国防、保安等工作；学会骑自行车，驾驶摩托车、汽车是我们出行的需要；学习攀岩，登山，锻炼长距离走、跑等，不仅适用于野外工作者，也是生活能力不可缺少的。③体育运动可以提高我们参加各种社交活动的能力。学会交际舞就会避免在联欢会上出现尴尬的局面。具有一两种体育特长，不仅有利于终生的锻炼和休闲娱乐，而且可以在单位的运动会上、友谊活动中施展才能，为单位增光添彩。

(2)体育运动可以指点生活目标，引导人们趋向社会一致：由于体育运动和竞赛特别注重形式和礼仪、举止，深含意味的象征主义，反映美好生活的最高价值和最高理想信念，因此体育成了能传播价值的良好媒介。它的作用是传播和强化人们行为和目的的价值观，这种作用不仅影响人的体育观，而且影响人的人生观和世界观，起到社会一体化的凝聚和团结的作用。

(3)体育运动中可以培养人适应社会角色的良好行为：每个人在运动训练和竞赛中都会充当某一角色，你可能是运动员、教练员；你可能是场上队员，也可能是替补队员；你可能是前锋，也可能是后卫；在参赛顺序上，你可能是第一个上场参赛者，也可能是最后一名参赛者……体育运动和比赛中，个人之间、集体之间、个人与集体之间，关系复杂且接触频繁，思想活动和心理活动非常活跃，无论是青少年还是成年人，都会表现出人们思想品德方面的优缺点，这是进行教育和接受别人教育的极好机会，也是个人适应社会的极好的锻炼机会。国外的职业球员,他们的敬业精神值得我们学习。

3. 运动使人自我协调、自我完美

现代社会是学习的社会。现代社会的人,终身都需要学习。要能适应现代社会的需求,人也必须终生从事体育运动,以保持充沛的精力和体力。一个完美的人,应该是体魄健全、精神丰富和道德纯真的人。周恩来总理曾说过:“健全自己的身体,保持合理的规律生活,这是自我修养的物质基础。”他还说“活到老,学到老”。卢梭有句名言:“身体虚弱,它将永远不会培养有活力的灵魂和智慧。”爱默生说:“健康是智慧的条件、快乐的标志。”

席勒说:“真正美的东西,必须一方面跟自然一致,另一方面跟理想一致。”体育运动使人自我完美,表现在三个方面的和谐:人与自然的和谐,人与社会的和谐,人的自我和谐。人与自然、社会的和谐,前面已讲过,现在重点谈人的自我和谐。人的自我和谐又表现在以下两个方面。

(1)人体肌肉与脏腑的和谐,即生理的协调:通过运动和锻炼,外部表现为人的形体动作协调,内部表现为各器官系统的协调。也就是说,神经支配肌肉骨骼协调,反应准确而迅速,动作灵敏协调;神经支配各器官系统协调,人身的九大系统(神经系统、内分泌系统、心血系统、呼吸系统、消化系统、泌尿系统、生殖系统、骨骼系统和肌肉系统)配合一致。概括地说,神经系统协调全身的功能良好。所以,与其说运动使身体健康协调,不如说运动使人神经系统健康协调。健身要健脑,首先和终结都是健脑。

体育运动应包括脑运动在内的整体锻炼。系统结构关键性部分是人的大脑。人体发育,大脑领先。人体衰老亦始于脑,而往往体现在腿脚。俗话说“人老先老腿(脚)”。体育运动在腿和手的各种动作技巧中,首先受益的是大脑和整个神经系统。根据用进废退原理,坚持不断地锻炼身体和用脑学习直到 80 岁以上的老人,某些衰老和损伤的脑神经细胞会萌发新枝、增长突触,又产生了代偿功能,可以延缓脑的衰老。

(2)人体身心的和谐,即心理的协调:人在体育运动中,逐步形成符合社会化的观念、态度、习惯和行为,形成人的个性。有的人热情、坚定、果断,有的人固执、自信、骄傲。一个具有良好体力、技能,具有勇敢、机智、灵活、顽强、果断性格的人,往往在同辈中受到较高的评价。一般来说,能力强的人,都比较有人缘、快活、亲切、有创造性和适应性。人们会在运动中,不断完善自己的性格,改善自己的气质,使自己更能适应社会。他们这种适应社会,不是听天由命地顺从社会,而是以现代人那种勇往直前和变革创新的精神,具有自主性、独立性地适应社会。这就是人们在体育运动中所追求的发展身心的高级需要——自我完美。

(四)运动的价值

1.体育运动的强身强国价值

20世纪30年代,国人就提出“强种强国”,那时外国人称我们是“东亚病夫”。1982年第9届亚运会我国获金牌总数第一名,1984年第23届奥运会,我国获金牌和奖牌总数第四位,从此我们摘掉了东亚病夫的帽子,自立于世界民族之林。

党和国家领导人曾题词:“发展体育,利国利民,功在当代,利在千秋。”健康的问题,不仅是个人的问题,更是民族的问题、是国家的问题,是一个国家政治、经济、科学、文化、医疗保健等综合国力的体现。

2.体育运动的教育功能

运动中不仅可以直接培养优秀的体育人才,为国争光,还可以提高人的素养,以适应社会的需要。运动比赛中培养人的礼仪,激发人的进取精神,对人民的教育作用很大。20世纪80年代国家女排获五连冠时,中央曾提出“以女排精神搞四化”的口号,振奋民族精神,“振兴中华”成了全国的呼声。

3.体育运动的娱乐价值

随着社会经济的发展,人们的余暇时间增多,对物质和精神文化生活的要求也越来越高,体育运动的娱乐价值更加显现出来。

(1)工作和生活节奏的加快,参加运动可以密切人际交往,享受集体聚会的乐趣。

(2)参加户外运动,有利于人与大自然的接触,调节城市生活的枯燥,享受回归自然。

(3)运动竞赛和惊险运动的刺激,可以在同自然与体力的挑战中寻找自身的价值,体验和创造人生乐趣。

(4)欣赏运动竞赛和表演,可以在运动员的高超技艺中得到美好的享受。

4.体育运动的军事价值

军事与体育，自古至今都是密不可分的。古代的运动直接用于战斗，决定着战争的胜负。今日的运动，仍然对于提高战斗力起着重要作用。全面体力训练是军事训练的基础；军事体育项目，如游泳、泅渡、攀岩、滑雪、射击、射箭、拳击、擒拿、格斗等，都可直接为军事服务。

5.体育运动的经济价值

劳动生产力的第一要素是健康的人。国外许多企业，每年从利润中提出1％～3％为职工开展体育运动，对不生病者给予奖励，对有病者予以裁减。

体育运动的商业价值越来越明显，1984年美国洛杉矶奥运会首先由民间主办，金融界人士彼得·尤伯罗斯不仅节省了原计划开支的5亿美元，反而获得2.5亿美元盈利，国际奥委会特授予他金质奖章。原奥委会主席萨马兰奇说："我们认为商业化对体育界有非常重要的作用。我们所要避免的是商业化利益置于体育之上。"1996年亚特兰大奥运会，由于过于商业化而造成组织工作混乱，受到萨翁的批评。

随着体育运动的社会化、娱乐化和终身化，体育人口的增加，体育器材、用品、场地、设施以及体育娱乐、旅游业都在迅速发展，将是经济发展中的大产业。

6.体育运动的政治价值

古代奥运会就象征着和平和友谊，在运动会期间实行"神圣休战"。现代奥运会宗旨是"团结、和平、友谊"，格言是"重要的是参与，而不是取胜"。我国周恩来总理也曾提出过"友谊第一，比赛第二"，通过"乒乓外交"，促进中美关系正常化，受到世人的称赞。

生活方式的改变、体育价值观的多元化，改变了人们认为体育只能强身健体的看法，人们对其陶冶情操、社会交际等体育的功能有了更进一步的认识，看到了体育运动对自身生命的积极意义，并使之贯穿于整个社会的生活方式之中。

第二节　运动方案的设计

一、运动疗法的适应证与禁忌证

1.哪些糖尿病患者适宜运动治疗

运动疗法适用于大部分1型和2型糖尿病患者。一般而言，糖尿病患者均应根据自己的具体情况安排适当运动，包括卧床、残疾或体质较弱者，例如在以下情况时：

(1)2型糖尿病患者，无严重并发症，餐后血糖在16.7毫摩尔/升以下，尤其是体形肥胖的2型糖尿病患者。此类患者仍有一定水平的胰岛素分泌，且伴有不不同程度的胰岛素抵抗，运动可促进肌肉组织对葡萄糖的摄取与利用，抑制肝脏葡萄糖输出，同时可增加胰岛素的敏感性，减低胰岛素抵抗，是运动最佳适应证。

(2)2型糖尿病患者，合并轻度并发症，如微量蛋白尿、无眼底出血的单纯性视网膜病变及周围神经病变等情况是运动的相对适应证，对这些患者需给予合理的饮食指导及药物控制血糖后，再选择适宜的运动方式。

(3)部分1型糖尿病患者，病情稳定，空腹血糖控制在11.1毫摩尔/升以下，或在应用胰岛素治疗病情稳定后，且无酮症及酸中毒等急性并发症时，可适当运动。

(4)病情稳定的妊娠糖尿病患者，在心率小于120次/分和体温小于37度时，可进行低强度运动。

(5)糖耐量异常以及单纯空腹血糖调节受损者。

(6)有动脉硬化、高血压、冠心病等糖尿病并发症，但病情较轻，这些患者可进行适度的体育活动，应根据病情的轻重、耐力情况、运动后的反应等，采用适当的运动方式与运动负荷。

2.哪些糖尿病患者不适宜运动

运动可以给糖尿病患者带来很多益处，但并非所有糖尿病患者都可以进行运动治疗，一般认为下列情况不适宜运动。

(1)绝对禁忌证：

1)病情未得到控制的1型糖尿病患者,由于体内胰岛素绝对缺乏,在未应用胰岛素很好控制病情的情况下,运动不仅不能促进肌肉对糖的利用,而且能促进肝脏对葡萄糖的输出,使脂肪分解增加,容易诱发酮症酸中毒。

2)合并严重并发症的2型糖尿病患者,如严重糖尿病肾病、肾功能不全、视网膜病变眼底出血、糖尿病足,以及各种急性并发症酮症酸中毒、高渗性昏迷、低血糖昏迷等。

3)各种急性感染。

4)未控制的高血压,尤其是收缩压大于180毫米汞柱的患者。

5)合并其他系统的疾病,如心、脑血管意外,肝、肾、肺功能不全,严重心律失常,新发生的心肌梗死、血栓栓塞,肺心病引起的严重换气障碍。

(2)相对禁忌证

1)血糖控制欠佳(血糖大于16.8毫摩尔/升)或血糖波动很大的患者,伴有腹泻、呕吐、不能进食、低血糖发生风险较大的患者,或在清晨没有注射胰岛素时、胰岛素作用最强时(如上午11时及下午5时)、注射了胰岛素而未吃饭前等。

2)代偿性瓣膜疾病、运动后加重的心律不齐、左束支传导阻滞、心脏起搏器植入患者。

3)有严重的静脉曲张,过去曾有血栓性静脉炎者,神经肌肉疾病或关节畸形有加重趋势者。

4)最近有暂时性脑缺血者。

5)极度肥胖者、服用某些药物如洋地黄制剂及β受体阻滞剂者。

6)病情未得到控制的妊娠糖尿病患者。

二、运动量的计算与运动强度

运动量就是运动时所消耗的热量。运动量的确立是制订运动处方的核心。运动量是由运动强度和运动时间所决定的,即运动量＝运动强度×运动时间。其中,运动强度就是单位时间内的运动量。

研究表明,并不是任何运动都能达到治疗目的或有益于健康。根据机体细胞对氧利用的多寡,大致可将运动分为有氧运动和无氧运动。所谓有氧运动，是指能增强人体对氧气的吸入、输送和利用的耐久性运动，其中特别要强调的是运动强度要适中、运动时间要适合。运动要不间断、有节奏，使运动时的氧气吸入量满足机体对氧气的消耗量。如果运动过于剧烈、运动量过大、强度过高，运动过程中氧气入不敷出，则为“无氧运动”。恰当的运动量可达到预期的治疗目的（如有氧运动）；运动量不够则达不到预期的治疗效果；而运动量过大、运动过于剧烈（如无氧运动），反而导致病情恶化，造成机体损害。

因此，科学地估算运动量是非常重要的。由于治疗的目的不同，运动量的估算方法亦有异。

1. 以减肥为目的

在您看来，肥胖就是体态臃肿、大腹便便。若稍用专业知识来表述，就是脂肪在皮下或体腔等地方的堆积。在糖尿病专科医师或营养学家看来，肥胖就是体内热量过剩的转化产物。通俗地说，就是您每天摄入的热量超过了消耗的热量。

不难理解，减肥就是让消耗的热量超过摄入的热量。如果您每天摄入的热量恒定，要减肥就一定要增加热量的消耗。其中消耗热量又包括日常生活消耗热量和运动处方外加消耗热量两部分。如果设定实现体重减轻所需消耗的热量为 s，日常生活消耗热量为 R，外加运动消耗热量为 X，摄入热量为 Q，则可用公式简明表示为：$S=(R+X)-Q$。

有了这一基本等式，就不难确定您的运动量——

S（减肥热量消耗）：就具体患者而言，每日减轻多少体重为佳，目前尚无一定之规。这里建议每日减轻体重 50～100 克为宜。假设所减轻的体重都是脂肪，已知每克脂肪所相当的热量为 38 千焦（9 千卡），那么准备每日减肥消耗的热量为 1855～3770 千焦（450～900 千卡）。总的原则是既要实现减肥，又不可操之过急。

R（日常生活消耗热量）：生命在于运动，运动消耗热量，即便在甜睡之中是如此（表 3-2）。其实，日常生活消耗热量是日总消耗热量的主要部分，因此是您估算运动量之前必须首先要估算的，尽管估算起来繁琐而又费时。

表 3-2　日常生活活动热量消耗举例[千卡/(千克·分)]

项目	热量消耗	项目	热量消耗
睡眠	0.0170	洗澡	0.0606
吃饭	0.0269	做饭	0.0481
着装	0.0287	扫除(人工)	0.0676
步行(普通)	0.0570	洗衣(洗衣机)	0.0410
散步	0.0464	洗衣(手洗)	0.0587
上楼梯	0.1349	熨衣服	0.0464
下楼梯	0.0658	拿放被褥	0.0818
乘车(站立)	0.0375	裁缝	0.0287
骑自行车(普通)	0.0658	学习	0.0233
开车	0.0287	娱乐	0.0287
休息、谈话	0.0233	购物	0.0481

Q(摄入热量):按您的饮食治疗计划计算。

X(运动量):根据公式 $S=(R+X)-Q$,$X=Q+S-R$。

2.以降糖为目的

通过运动降血糖,必须要有足够强度的肌肉运动。运动的强度是运动处方定量化与科学性的核心。运动强度的判断有测定法、查表法和计算法,所得到的运动强度均为相对运动强度。

最大耗氧量测定法:采用最大耗氧量($VO_{2max}\%$)来表示;但检测较为繁杂,除研究目的外,通常少用。

$VO_{2max}\%$脉率计算法:$VO_{2max}\%$脉率＝安静时脉率＋(运动中最大脉率－安静时脉率)×强度。通常为达到对肌肉的最适刺激强度,至少达到60%的中等强度。运动中最大脉率(HRm)＝210－年龄。例如,对于一名60岁的2型糖尿病患者,安静时脉率为80次/分,则运动中脉率 $VO_{2max}60\%$＝80＋(120－60－80)×60%＝122次/分。

年龄减算法(Jungmann标准):对于次大强度的运动,耗氧量为 VO_{2max}(60～80)%,其运动中脉率＝安静时脉率＋(HRm－安静时脉率)×(60～80)%。可简化为 VO_{2max}(60)%的脉率＝180(或170)－年龄。例如,对于一名60岁的2型糖尿病患者进行60%中等强度运动，则运动中脉率＝170－60＝110次/分。

净增心率计算法：或按体质分强、中、弱三组。运动后心率－安静时心率：≤60次/分为强组，≤40次/分为中组，≤20次/分为弱组。或百分比法，计算公式：(运动后心率－运动前心率)÷运动后心率×100%。运动强度的评定为：运动后净心率71%以上为强，51%～70%为中等，50%以下为弱。

查脉率表法：根据各年龄段的不同运动强度所对应不同的运动脉率，编制了"运动强度－脉率表"(表3-3)。若了解自己的运动强度，可根据运动脉率查表可知所对应年龄段的运动强度。

表3-3　各年龄段的运动强度-运动脉率表

强度负荷	最大强度 100%	次大强度 80%	次大强度 60%	中等强度 40%	轻度 20%
自我感觉	非常吃力 难以忍受	相当吃力 尚可坚持	有运动感 有疲劳感	有运动感 无疲劳感	太过于轻松
强度建议 脉率 年龄	运动强度 的界限值	中老年健康者 适宜的运动强度	开始运动时 的适应水平		未达到运 动的程度
10～	193	166	140	113	87
20～	186	161	136	110	85
30～	179	155	131	108	84
40～	172	150	127	105	82
50～	165	144	123	102	81
60～	158	138	119	99	80
70～	151	133	115	96	78

通常我们建议采用次大强度的运动量。即运动时，可使运动心率维持在(170－年龄)这个水平。如果是老年患者，亦可采用中等强度的运动量。

运动心率如何确定？即运动结束后立即数脉搏，数15秒的脉搏次数乘以4即得每分钟心率。您若有条件，可佩带跑步器，从跑步器上获得。

三、运动持续的时间

运动可使人的骨骼坚硬、肌肉强壮、代谢旺盛。强壮的肌肉不仅有助于消耗更多的热量，有益减肥，还会降低冠心病、高血压等心血管疾病的发病率，对糖尿病、结肠癌等其他一些疾病也能起到很好的预防作用。

1. 生活中的运动

次数：每天数次。时间：每天累计 30 分钟以上。强度：适中。这类运动主要包括走路、爬楼梯、骑车上班、逛街、购物等。在这其中最好的是走路、骑车和园艺。如果平时没有机会做园艺，多走路和骑车都是不错的选择，最好每次能坚持 30 分钟以上。家务劳动中，擦窗、拖地、洗衣服都可以起到较好的运动效果。

2. 有氧运动和休闲运动

次数：每周 3～5 次。时间：每次 20 分钟以上。强度：中等偏高。常见有氧运动包括慢跑、骑自行车、游泳、健身操等；休闲运动有网球、篮球、高尔夫等球类运动。一般来说，有氧运动 30 分钟以前消耗的热量是由身体内的血糖和肌肉来提供的，30 分钟以后才由分解脂肪来提供能量。故有氧运动 40 分钟以上，可以消耗一部分脂肪。但有氧运动小于 40 分钟，对于减肥而言作用不大，但能锻炼身体，提高心肺功能。另外，休闲运动还兼有陶冶情操的功能。体重较重的人，可以首选游泳这项运动，减轻关节负重，防止关节受损。

3. 伸展运动

次数：每周 5～7 次。时间：6～10 个动作，每个持续 30 秒。强度：伸展至有拉紧感。这类运动主要指瑜伽、柔软体操、艺术体操等。上班族可以多做肩颈背部的拉伸，比如双手在身后握拳拉伸背部；立在墙边，双手沿墙不断向上伸展，即“爬墙运动”；手举超过头顶，腰部向后弯曲，拉伸腹部。

4. 肌肉运动

次数：每周 2～3 次。时间：每 10 个动作为 1 组，每次做 1～3 组。强度：略超肌肉负荷。包括重量训练、仰卧起坐、俯卧撑等。日常生活中最容易被忽视的是肌肉力量训练。有氧运动对肌肉的影响很小，所以每周要抽出时间进行专门的力量训练，才能有效果。适合日常训练的有仰卧起坐、提举哑铃、立卧撑（先做一个俯卧撑，然后收腿、站起来，再重复上述动作）。

5. 静态活动

不要连续超过 60 分钟。这类活动包括看电视、玩电脑、工作等，虽然静坐也可以消耗能量，但消耗的热量很小，所以最好坐 1 小时就起来活动伸展一下。比如上班族，可以规定自己每次上完厕所回来后站 3 分钟，或做上一组伸展运动，这样既能舒展肌肉，防止职业病的产生，同时也能防止脂肪堆积，造成肥胖。

四、运动时间的选择

大多数人总是习惯把锻炼身体的时间安排在早晨，认为早晨进行有氧运动较佳。其实，早晨锻炼身体是健身误区，也是不符合科学规律的。那么不科学的原因究竟在哪里，锻炼的最佳时间到底在什么时候，下面为您一一解答。

1. 锻炼的最佳时间

有人习惯早起，认为晨练可以节省时间，顺便带着一身的活力去上班。可是大家也许不知道，其实早晨的空气并不新鲜，甚至有可能是一天中空气污染较为严重的时间段。根据气象统计资料表明，一年中，早晨起来的空气指数很不好(尤其是 5 点至 8 点)。早晨锻炼的时间一定要在太阳出来两小时后。若是太阳未升起或者刚刚升起不久，灰尘及空气中的有害物质仍在地面的附近，地面空气污染严重，此时进行晨练，呼吸时的空气质量并不高。对于呼吸系统较敏感的人而言，则更不利于身体健康。因此，选择清晨锻炼身体对健康是非常不利的。

另外，从生理学角度来说，清晨也不是运动的最佳时间。专家经过最新研究发现，人体在早晨时段进行剧烈运动时，交感神经会迅速兴奋起来，这种急速变化会使机体产生一系列反应，更会影响全天的精神状态，有害健康。另外，这个时段人体的血糖正处于低水平，运动的同时会加快体内的糖代谢，消耗大量的血糖，容易发生低血糖。众所周知，低血糖会导致心慌、乏力甚至休克，这无疑是很危险的。

有很多上班族选择在中午休息时间去运动，而放弃午睡，这会为下午的工作带来活力。而有些上班族则选择下午下班后的这段时间，这样既可以利用交通最拥挤的时间来运动，而且不会影响晚上的作息，就无须再特意从家里赶去健身房。

专家认为，锻炼的最佳时间是下午 4 点到晚上正常睡觉前。现代运动生理学研究表明，人体体力的最高点和最低点受机体“生物钟”的控制，一般在傍晚达到高峰。此时人体内各种器官和肌肉的温度最高，而且关节的灵活性也处在最好的状态。比如，身体吸收氧气量的最低点在下午 6 点；身体嗅觉、触觉等也在下午 5 点至 7 点最敏感，而心脏跳动和血压调节在下午 5 点至 6 点最平衡，因此，综合来看，人体此时的身体适应能力和神经的敏感性是最好的，傍晚锻炼效果相对而言也是极好的。

此外，人体在下午 4 点至 7 点体内激素的活性也处于良好状态，人们就会产生强烈的运动欲望，此时锻炼行动也会更加自觉、更加努力，从而起到事半功倍的效果。所以，专家提倡傍晚锻炼。但在晚间时段，要注意运动强度，若强度过高会使交感神经兴奋，影响睡眠。

生活小常识提示我们，几乎所有的运动项目在较高的体温状态下都很有益健康。这也是近些年来，越来越多的体育比赛的决赛选择在下午或晚上比赛的原因之一。与此同时，大多数人们清晨都睡眼惺忪，运动锻炼的欲望并不强烈，而且身体也比较紧绷，无论是锻炼身体，还是运动比赛，人们实现目标的自信心也不强，产生的实际效果也自然会不佳。反倒是在下午或晚上进行运动，人们对运动锻炼就有一种跃跃欲试的心情。因此，选择下午或晚餐后锻炼是最适宜的。

◇晚餐前做点运动

一般人晚餐会比较丰盛，用以安慰一天的劳苦；加上中晚餐间隔过久，人在饥饿感的驱使下，也会吃得比较多。酒足饭饱之后，大部分人会坐下来看电视，看完就洗澡休息，结果导致吃进去的东西在热量消耗量低的生理活动下，几乎全部转变成重脂肪储存起来，长此以往，人就日渐肥胖起来，如“将军肚”“大象腿”等。

养生专家建议，下班回家后第一件事是应先做点适度运动，舒展肢体，然后再吃饭，这样可以调整食欲，防止饥饿感过重。如果您是公车族，完全可以提前下车，然后以快走的方式回家，也同样可以达到适度运动的效果。

◇饭前做什么运动好

一般而言，饭前运动的标准是，脉搏次数达到最高脉搏次数 70％的、维持 10～15 分钟的运动。饭前运动最理想的方式是“快走”。

不过为了避免饭前运动时发生低血糖，每天下午 3 点半左右一定要吃些点心，进食的热量控制在 627.6～1046 千焦(150～250 千卡)。

◇睡前运动可加速减肥

为什么睡前运动会加速减肥，并取得良好效果呢？这是因为运动所产生的热量燃烧作用，不会由于运动的结束而马上恢复成未运动时的热量消耗量。一般来说，运动后数小时内的热量消耗，都会比未运动前每小时高出数卡至数十卡。所以吃完晚餐后两小时进行 30 分钟的运动，再洗个澡，然后睡觉，人体也仍然是处于持续减肥的状态，这对于想要保持身材的人们来说是多么美好的事啊！

2.减肥的最佳运动时间

减肥的最佳运动时间最好安排在以下 3 个时间段进行。

(1)早晨——黄金时间：早晨锻炼身体所需的热量是靠体内蓄积的脂肪氧化来提供的。身体肥胖的人体重超标，体内脂肪堆积过多，因此减肥锻炼一定要抓住早晨这个“黄金时间”，加速脂肪的燃烧。

(2)四季勿忘夏季：夏季是减肥运动的黄金季节。由于天气原因，人体的体温也较高，稍微运动都会加速脂肪的消耗，这也正是减肥所必需的。

(3)饭前饭后是良机：饭前 30～45 分钟运动能减肥的原因在于：减退食欲，减少进食量。体育运动时，大脑皮质运动中枢和交感神经处于高度兴奋状态，而食物中枢则相对处于抑制状态，消化腺的分泌量受到抑制，人的食欲会减退，自然而然进食量会减少。

饭后 30～45 分钟进行体育运动，减肥效果同样显著。饭后 30～45 分钟运动能减肥是由于消化吸收功能减弱。饭后的适量运动会兴奋交感神经和促进肾上腺素大量分泌。由于肌肉做功的需要，中枢神经系统会以缓济急，重新分配血液，扩张肌肉的小动脉，同时开放大量毛细血管，增加运动器官的血流量；相反，胃肠等消化器官的血流量则会减少。

另外专家指出，高强度的运动可在饭后两小时进行；中度运动应该安排在饭后 1 小时进行；轻度运动则在饭后半小时进行最合理。

五、运动的频度

运动频度指每周的锻炼次数，即每日或每周运动的次数。一般情况下多为每日或隔日运动一次，但也要根据运动量的大小而定。运动量较大时，休息间隔时间稍长些。

那么每周锻炼几次最为适宜呢？专家指出：一般而言，当每周锻炼多于3次时，最大摄氧量的增加逐渐趋于平坦；当锻炼次数增加到5次以上时，最大摄氧量的提高就很小；而每周锻炼少于2次时，对于人体来说，所带来的改变极小。由此可见，最佳的锻炼频度是每周锻炼3～4次，但由于运动效应和蓄积作用，间隔不宜超过3天，故作为一般健身保健，若可以坚持每天锻炼一次自然最好。

需要说明的是，运动的频度也要因人而异。对于经常运动并养成习惯的人来说，可以坚持每天运动。对于糖尿病患者来说，要限制运动强度，即不能盲目地进行剧烈运动，因为剧烈的运动会促使体内升糖激素水平升高，导致血糖的升高；而且过量运动还会使脂肪分解产生酮体，在胰岛素不足时，诱发酮症酸中毒。不过也不能运动量过小，否则达不到锻炼身体的效果。所以糖尿病患者为了控制好血糖，可以每周运动3～4次；同时若在控制血糖的同时想要减轻体重，可以在医生或专业人士的指导下，适当增加运动量和运动次数，每周至少运动4次。

在没有禁忌的情况，糖尿病患者除了可以进行规律的全身性有氧运动外，每周还可进行2～3次的肌力训练，扩展肌肉，塑造肌肉线条，增进神经肌肉功能，有助于改善体态，平衡步态与日常活动能力。

六、不合理运动的危害

1. 低血糖

正常人运动期间血糖变化很小，用饮食治疗或单纯运动治疗的2型糖尿病患者一般无低血糖发生。机体对运动的血糖反应和运动的强度以及运动量有关。低血糖多发生在急性运动的初期，这可能是由于运动使血糖调节更复杂化所致。运动后在胰岛素作用下骨骼肌葡萄糖的贮存量增加30％～35％，葡萄糖利用增加可能与葡萄糖转运蛋白－4(Glut-4)含量增加有关。在皮下注射胰岛素后1小时内进行运动可使胰岛素吸收加强而发生低血糖。此外，饥饿时运动、运动前进食不够、运动时间较长及运动后未及时加餐等均会引起低血糖。因此,对糖尿病患者进行知识宣教以及制订合理的运动治疗方案是十分必要的。

发生低血糖者可根据患者情况给予补充碳水化合物或减少降糖药物剂量。运动前后监测血糖可及时按血糖情况调整胰岛素剂量或碳水化合物摄入量。若运动前血糖低于或接近正常,或运动前最后一餐时间已超过一个半小时,则需在运动前加餐。应用胰岛素泵者发生低血糖较少见,一旦发生可减慢基础输液速度。对应用胰岛素或降糖药物者,由于运动使胰岛素作用增加和敏感性增加,葡萄糖利用和糖原贮存也增加,这些综合因素可引起运动后晚发性低血糖,此时需调整胰岛素用量,降低运动后的胰岛素峰值或运动后补充碳水化合物。此外,还需避免夜晚上床前运动,以防止在睡眠中产生运动后晚发的低血糖。

2. 高血糖

糖尿病患者进行剧烈运动会造成机体发生应激状态,一方面通过肾上腺素刺激胰高糖素分泌,促进肝糖原分解,抑制胰岛素分泌及组织肝糖原合成;另一方面,通过去甲肾上腺素刺激肌糖原分解和游离脂肪酸供给,减少肌肉对葡萄糖的摄取和利用,导致血糖升高,加重病情。

使用胰岛素治疗的糖尿病尤其是1型糖尿病患者,如果血糖水平较高(大于14毫摩尔/升),在运动开始后可引起交感神经过度兴奋,血糖反调激素水平增加,尤其是儿茶酚胺释放以及肝糖输出均会增加,再加上运动使胰岛素分泌抑制,导致血糖浓度急剧上升,需经过1小时左右回复到运动前水平,故血糖大于14毫摩尔/升的患者不宜进行剧烈运动。

3. 诱发酮症

对于1型糖尿病患者,由于胰岛素严重缺乏,随着运动进行,周围组织利用葡萄糖受损致血糖上升,脂肪分解增加及酮体生成,之前控制不佳的代谢迅速恶化可导致酮症酸中毒。其机制不完全清楚,可能与周围酮体清除缺陷有关。为避免发生酮症,对于1型糖尿病患者,在进行较强体育活动前,应监测血糖和尿酮体,如果血糖大于13.9毫摩尔/升,尿中伴有酮体,则不宜进行运动并需补充胰岛素,直至重新建立良好的代谢控制。

第三节　运 动 护 理

一、运动前的准备

糖尿病患者运动前的准备工作与运动本身一样重要。首先，必须明白运动对糖尿病患者的治疗和日常护理有何影响。这需要专业建议，可以安排糖尿病专科护士在门诊进行指导。相关建议应当包括简要地概述运动的好处和风险，以及对患者可采取的运动方式进行个体化的建议。

1. 运动前评估

在开始实施任何运动计划之前，都应该进行翔实的评估，尤其对某些并发性的检查更不可忽略。增生性视网膜病变（前房出血和视网膜剥离）；肾病变（尿蛋白）；外周神经病变（软组织与关节受伤或跌倒）；自主神经病变（运动心血管立即反应降低、最大有氧能力下降和体位性低血压）。

因此，运动前进行系统而完整的医学检查是必要的，包括：

心血管系统：

（1）无法改变的危险因子：性别、年龄、家族史。

（2）可以控制改变的危险因子：血脂、血压、吸烟、肥胖、生活形态、运动习惯。

（3）疾病的相关情况：糖尿病患病时间、其他心血管疾病病史。

（4）运动负荷心电图或核医学检查：了解冠状动脉阻塞和心肌缺氧状况。

（5）自律神经功能检查：了解体位性低血压——安静心率大于 100 次/分或卧位起立时收缩压下降 20 毫米汞柱（2.7 千帕）以上，都提示已有明显的自主神经功能障碍，此时制订运动处方应特别谨慎。

眼睛：眼科医师检查若发现有严重的或进行性视网膜病变，则应避免造成血压快速变化的体能活动，如刺激、过劳与闭气用力的运动，以免导致眼底出血和视网膜剥离。

肾功能：运动，尤其是闭气用力的运动，会快速升高血压，促使肾功能恶化。因此，应避免运动中收缩压高于 180 毫米汞柱（24 千帕）。

下肢：特别注意下肢是否有神经病变、外周血管疾病以及足部畸形与损伤。宜选择低冲击的运动、合适的鞋袜，并随时察看是否受伤，以减少下肢运动的病变。

血糖控制情况：运动会使胰高糖素和肾上腺素释放增加，会使血糖恶化和酮症的发生，因此应适时、有规律地监测血糖控制情况，以调整治疗方案。

2.运动计划

如何将体育运动恰当地安插在忙碌的工作计划中，这需要进行详细的安排。为了达到促进健康或者增加体能的目的，运动和体力活动必须规律进行。当每天的能量消耗维持在相对稳定的状态时，糖尿病患者的血糖将得到更好的控制。

依据运动特性与目的，运动计划可分为：耐力训练、柔软度训练与肌力训练三类。

◆耐力训练，动用全身大肌肉群进行持续的、有节奏的体能活动，以有效刺激与锻炼心肺功能，需要有氧代谢以供应较多的能量。在开始肌肉耐力锻炼时，有一些训练原则必须事先明确。

为了提高肌肉耐力，必须实行逐级负荷原则。刚刚开始运动的人常不知道自己能承受多大的负荷，因此最好从相对较轻的负荷开始。正常情况下，产生耐力所需的重复动作的数目(也就是进行某一相同的运动动作的次数)大约是12次。在正确负荷的情况下，人们会发现要完成10次、11次和12次重复动作有些吃力，但仍然可以完成。在某一项锻炼计划开始时，最好将重复动作限制在1～2组，以免造成肌肉酸痛。随着患者运动能力的增强，肌肉越来越适应耐力训练，项目中可以再增加一组12次的重复动作。最终患者可以规律地完成3组训练。

◆柔软度训练，建议刚刚开始运动的患者在热身活动结束后对大肌肉群进行一些柔韧性锻炼。现代拉伸技术建议进行缓慢地逐步拉伸肌肉，并且在肌纤维最长处保持15～30秒。通过这种方式肌肉也可以得到放松。有很多拉伸运动的方式。从腿部的大肌肉群开始，逐渐过渡到躯干肌肉，最终到手臂和肩部。对于那些并发症较多的糖尿病患者以及不喜欢运动的患者，可以采取其他拉伸运动。

◆肌力训练，是利用重量或阻力作为肌肉收缩的抗力源，肌肉主动收缩刺激神经－肌肉系统，改善神经－肌肉协调功能，增加肌肉量、提升肌力。

三类运动都应纳入糖尿病的患者运动计划中，可依次进行耐力、肌力和柔软度训练，患者应该配合专科医师制订符合自己具体状况的运动计划。

◆个人状况

(1)一般情况，如年龄、性别等。

(2)社会习性，如生活习惯、劳动强度、运动爱好等。

(3)体质状况，如体格、体型、健康度和体力等。

(4)请专科医师对病情做出客观的评价，确定是否适合运动。

◆配合专科医师，对患者进行日常活动调查和热量消耗计算。通常需要进行为期一周的调查。

◆制订出适合患者的运动方案，既要达到预期的治疗效果，又要确保运动安全。

二、运动时的安全保护

1. 热身运动

糖尿病患者在进行运动前都应进行适当的热身运动，可以预防结缔组织牵拉和损伤，从而防止关节损伤。尽管运动计划已经确立，安全有效的运动量已经确定，但是运动必须遵循循序渐进的原则。

热身运动包括 5～10 分钟的低强度有氧运动（如散步、骑脚踏车等），以使骨骼肌、心肺为运动强度的逐渐增加做好准备。

2. 防止低血糖

为防止低血糖，运动时应随身携带糖果、巧克力或橘子汁等，特别是在长时间或剧烈的运动之后，要及时补充点心。若准备进行较长时间运动，应进食吸收缓慢的食物。进行高强度运动，应调整降糖药物的用量，特别是要减少胰岛素注射量，当运动后血糖低于 4.4 毫摩尔/升（80 毫克/毫升），就应适时调低降糖药剂量。若正在选用胰岛素治疗，运动前应避免将胰岛素注射在四肢，而最好注射在腹部等肌肉运动较少的部位。否则因四肢活动多，会加速胰岛素的吸收，容易导致低血糖。

3. 足保护

运动时少不了足的参与，因此采取一些预防措施，保护好您的足，这很有必要。鞋袜更有讲究，合脚是非常重要的。运动时，足部受力不均匀，若鞋袜不合适，过紧过松造成摩擦，将会在足底、趾间、趾背和小趾外侧等部位的皮肤角质层增生，形成厚茧，并在此基础上形成鸡眼。鸡眼若发生破损，就会形成皮肤溃疡。对于每一个糖尿病患者，足部溃疡是一定要引起警惕的。您应该选择穿硅胶或气垫底的平底鞋，穿聚酯或混纺（棉－聚酯混纺）袜，这样有助于保持足部干燥，防止鸡眼和水疱。一旦发生鸡眼和水疱，请不要自行处理。

4. 其他运动安全

外出活动要告诉家人您的活动时间与地点；避免单独在偏远地方运动。如有可能，宜结伴而行；尤其是对于易发低血糖反应者，切忌单独行动，以免发生意外时无人救助。

运动时应在腕带上佩戴识别糖尿病患者身份的标志。最好随身携带"生命救助卡"，上面标明您的姓名、住址、联系人及联系电话、疾病与药物等资料，以便发生意外时方便他人急救。

运动时要注意自我感觉，如是否胸闷心悸、是否头昏心慌、是否疲乏软弱、是否呼吸困难、是否大汗淋漓等。若出现上述情况应立即停止运动，并向专科医师反映。

此外，您还应数数自己的运动心率。

三、不同类型的糖尿病并发症患者运动的选择

1. 外周动脉疾病

对于外周动脉疾病者，运动时应该遵循下列建议：

(1)针对间歇性跛行，计划步行练习，有助于改善侧支循环与肌肉代谢功能，从而减轻疼痛。

(2)使用步行与休息交替的间歇训练，可提高运动的耐受力以及疼痛限制活动量的能力。①步行的距离和时间取决于疼痛限制阈值。②应该保持低运动强度。因为较高运动强度会增加血供需求，而导致缺血性疼痛。③可以通过交谈或者听音乐等方法，来分散对疼痛不适的注意力。若疼痛不适逐渐加

剧，以致无法通过转移注意力来忍受时，则必须适时地停止运动。

尽管非负重性活动可能持续得更久、强度也较高，但仍应优先考虑负重活动。

休息与夜间疼痛是发生严重外周血管疾病的指标，因此是步行运动训练的绝对禁忌证。坚持每天运动，可以提高对疼痛的忍受能力。

2. 自主神经病变

自主神经病变，可能会限制患者的运动能力，甚至在运动中还会增加心血管不良事件的风险。糖尿病患者可由于心脏自主神经病变而发生猝死和无症状性心肌缺血。因此，静息或负荷后铊心肌闪烁显像，作为一个无创性检查常被推荐，以评价其冠脉大血管病变及其病变范围。

自主神经病变患者在剧烈运动后，更容易发生低血压或高血压，尤其是在运动项目刚刚开始的阶段。

此外，这些患者在体温调节方面存在着障碍，因此应避免在过冷或过热的环境里运动，并注意多饮水。

3. 糖尿病肾病

目前尚无专门针对早期(隐性：微量白蛋白尿大于 30 毫克/24 小时)或临床(显性：白蛋白尿大于 300 毫克/24 小时)糖尿病肾病患者的运动建议。

临床糖尿病肾病患者，其运动能力通常是降低的，因此导致活动水平的自身限制。尽管没有明确的理由限制糖尿病肾病患者从事低、中等强度的运动，但是显然不鼓励进行高强度的运动。尤其是肾病末期患者，运动处方更需慎重。

总体上，有氧运动强度应该依据患者的肾功能受损程度来调整。通常以下建议可能是适宜的：运动以低强度有氧运动开始，如间歇性活动，再逐渐增加强度与时间；而快走、游泳、骑脚踏车等运动，可能是患者有益的选择。

4. 糖尿病神经病变

周围性神经病变，可导致疼痛觉、触觉和平衡觉等知觉功能的丧失，尤其是严重的足部保护性感觉丧失，常常是限制从事负重运动的指征，因为负重运动可造成感觉丧失者肢体发生溃疡、脱臼与骨折。

周围性神经病变可通过检查深部腱反射、振动觉和位置觉来评估。检查触觉最好使用特殊尼龙丝。如果不能感知 5.07 尼龙丝(10 克)的压力,即提示保护性能感觉丧失。

足部保护性感觉丧失者,运动时应该特别注意:多发性神经病变患者,运动虽然无法恢复其神经病变,但却能预防后续的肌力与柔软度的丧失。由于不活动可导致废用性萎缩,因此仍应该每日进行关节活动。

知觉缺损患者,要格外小心,以避免受伤与过度伸展。①通常不建议负重运动,以避免发生软组织与关节损伤。②因避免骨骼系统负荷需求,故游泳和固定式脚踏车是最佳选择。③假如平衡未受损,快步走也是要考虑的运动项目。④跑步加诸于脚的负荷至少为走路的 3 倍,因此即使是慢跑也被列为是禁止的运动项目。

穿着适当的鞋袜和每次运动后对脚部的检查,是预防水泡与伤害的重要策略。假如行动受限,也可以运用椅上运动,以改善肌力与柔软度。

5.视网膜病变

事实上,运动可以减少增殖性糖尿病视网膜病变和糖尿病黄斑水肿的危险。在糖尿病视网膜病变初期,没有特殊运动限制。但对于严重的视网膜病变患者,运动就有相当多的限制。特别是患有中度非增殖性糖尿病视网膜病变时,避免急速增高血压的运动,如举重、竞技运动,因为激烈的、用力的运动可能会诱发玻璃体出血或牵扯性视网膜剥离。患有严重非增殖性糖尿病视网膜病变,限制收缩压上升,如闭气用力;限制震动头部的运动,如拳击、激烈竞技运动;运动应控制在收缩压不超过 180 毫米汞柱(24 千帕)为宜。增殖性视网膜病变应避免激烈、高冲击性、闭气用力和震动头部运动,如举重、慢跑、高冲击性有氧舞蹈、持拍运动、激烈弹簧床运动和竞赛活动;鼓励参与低冲击的有氧运动,改善心血管功能,如游泳(但不要跳水)、走路、低冲击有氧舞蹈、固定式脚踏车和其他耐力性运动。通过对运动危险进行分层,以制订个体化运动处方,通常是不会加速病情恶化的。

6.潜在心血管疾病风险

若患者具有潜在心血管疾病高风险,进行分级运动试验可能对患者有所助益。如果运动时出现非特异性心电图改变,甚至静息状态下也有非特异性心电图改变(如 ST 段和 T 波改变),则有必要进行诸如放射性核素负荷试验等检查。如果仅仅打算进行低强度运动，患者应该请专科医师评估，以决定是否进行运动负荷试验。

如果已经患有冠心病，就必须在监护下评估患者运动时的缺血反应、缺血阈值以及是否存在发生心律失常的倾向等。大多数情况下，还应对患者在静息及运动时的左室收缩功能作出评估。

总之，已经患有心血管疾病者，最好在心脏专家的监督下运动。

附录 1

主要食物营养成分表

食物名称	蛋白质/克	脂肪/克	碳水化合物/克	热量/千卡	无机盐类/克	钙/毫克	磷/毫克	铁/毫克
谷类								
大米	7.5	0.5	79	351	0.4	10	100	1.0
小米	9.7	1.7	77	362	1.4	21	240	4.7
高粱米	8.2	2.2	78	385	0.4	17	230	5.0
大麦仁	10.5	2.2	66	326	2.6	43	400	4.1
面粉	12.0	0.8	70	339	1.5	22	180	7.6
玉薯黍	8.5	4.3	73	365	1.7	22	210	1.6
干豆类								
黄豆(大豆)	39.2	17.4	25	413	5.0	320	570	5.9
青豆	37.3	18.3	30	434	5.0	240	530	5.4
绿豆	22.1	0.8	59	332	3.3	34	222	9.7
豌豆	24.0	1.0	58	339	2.9	57	225	0.8
赤小豆	20.7	0.5	58	318	3.3	67	305	5.2
黑豆	49.8	12.1	19	384	4.0	250	450	10.5
花豇豆	22.6	2.1	58	341	2.5	100	456	7.9
蚕豆	28.2	0.8	49	318	2.7	71	340	7.0
鲜豆类								
青扁豆荚(鹊豆)	3.0	0.2	6	38	0.7	132	77	0.9
白扁豆荚(刀子豆)	3.2	0.3	5	36	0.8	81	68	3.4
四季豆(芸豆)	1.9	0.8	4	31	0.7	66	49	1.6
豌豆(小寒豆)	7.2	0.3	12	80	0.9	13	90	0.8
蚕豆(胡豆、佛豆)	9.0	0.7	11	86	1.2	15	217	1.7
菜豆角	2.4	0.2	4	27	0.6	53	63	1.0

续表

食物名称	蛋白质/克	脂肪/克	碳水化合物/克	热量/千卡	无机盐类/克	钙/毫克	磷/毫克	铁/毫克
豆类制品								
豆浆	1.6	0.7	1	17	0.2	—	—	—
绿豆芽	3.2	0.1	4	30	0.4	23	51	0.9
黄豆芽	11.5	2.0	7	92	1.4	68	102	6.4
豆腐乳	14.6	5.7	5	30	7.8	167	200	12.0
北豆腐	9.2	1.2	6	72	0.9	110	110	3.6
豆腐渣	2.6	0.3	7	41	0.7	16	44	4.0
根茎类								
小葱(火葱、麦葱)	1.4	0.3	5	28	0.8	63	28	1.0
大葱(青葱)	1.0	0.3	6	31	0.3	12	46	0.6
葱头(大蒜)	4.4	0.2	23	111	1.3	5	44	0.4
芋头(土芝)	2.2	0.1	16	74	0.8	19	51	0.6
胡萝卜	2.0	0.4	5	32	1.4	19	23	1.9
荸荠(乌芋)	1.5	0.1	21	91	1.5	5	68	0.5
甘薯(红薯)	2.3	0.2	29	127	0.9	18	20	0.4
藕	1.0	0.1	6	29	0.7	19	51	0.5
白萝卜	0.6	—	6	26	0.8	49	34	0.5
马铃薯(土豆、洋芋)	1.9	0.7	28	126	1.2	11	59	0.9
叶菜类								
黄花菜(鲜金针菜)	2.9	0.5	12	64	1.2	73	69	1.4
黄花(金针菜)	14.1	0.4	60	300	7.0	463	173	16.5
菠菜	2.0	0.2	2	18	2.0	70	34	2.5
韭菜	2.4	0.5	4	30	0.9	56	45	1.3
苋菜	2.5	0.4	5	34	2.3	200	46	4.8
油菜(胡菜)	2.0	0.1	4	25	1.4	140	52	3.4

续表

食物名称	蛋白质/克	脂肪/克	碳水化合物/克	热量/千卡	无机盐类/克	钙/毫克	磷/毫克	铁/毫克
大白菜	1.4	0.3	3	19	0.7	33	42	0.4
小白菜	1.1	0.1	2	13	0.8	86	27	1.2
洋白菜(椰菜)	1.3	0.3	4	24	0.8	100	56	1.9
芹菜茎	2.2	0.3	2	20	1.0	160	61	8.5
香菜(芫荽)	2.0	0.3	7	39	1.5	170	49	5.6
菌菜								
蘑菇(鲜)	2.9	0.2	3	25	0.6	8	66	1.3
口蘑(干)	35.6	1.4	23	247	16.2	100	162	32.0
香菌(香菇)	13.0	1.8	54	384	4.8	124	415	25.3
海藻类								
木耳(黑)	10.6	0.2	65	304	5.8	357	201	185.0
海带(干,昆布)	8.2	0.1	57	262	12.9	2250	—	150.0
紫菜	24.5	0.9	31	230	30.3	330	440	32.0
瓜果类								
南瓜	0.8	—	4.5	15	0.5	27	22	0.2
西葫芦	0.6	—	2	10	0.6	17	47	0.2
丝瓜(布瓜)	1.5	0.1	5	27	0.5	28	45	0.8
茄子	2.3	0.1	3	22	0.5	22	31	0.4
冬瓜	0.4	—	2	10	0.3	19	12	0.3
西瓜	1.2	—	4	21	0.2	6	10	0.2
甜瓜	0.3	0.1	4	18	0.4	27	12	0.4
黄瓜	0.8	0.2	2	13	0.5	25	37	0.4
西红柿(西红柿)	0.6	0.3	2	13	0.4	8	32	0.4
水果类								
柿子	0.7	0.1	11	48	2.9	10	19	0.2
枣	1.2	0.2	24	103	0.4	41	23	0.5
苹果	0.2	0.6	15	60	0.2	11	9	0.3

续表

食物名称	蛋白质/克	脂肪/克	碳水化合物/克	热量/千卡	无机盐类/克	钙/毫克	磷/毫克	铁/毫克
香蕉	1.2	0.6	20	90	0.7	10	35	0.8
梨	0.1	0.1	12	49	0.3	5	6	0.2
杏	0.9	—	10	44	0.6	26	24	0.8
李子	0.5	0.2	9	40	—	17	20	0.5
桃	0.8	0.1	7	32	0.5	8	20	1.0
樱桃	1.2	0.3	8	40	0.6	6	31	5.9
葡萄	0.2	—	10	41	0.2	4	15	0.6
干果及硬果类								
花生仁(炒熟)	26.5	44.8	20	589	3.1	71	399	2.0
栗子(生及熟)	4.8	1.5	44	209	1.1	15	91	1.7
杏仁(炒熟)	25.7	51	9	597	2.5	141	202	3.9
菱角(生)	3.6	0.5	24	115	1.7	9	49	0.7
红枣(干)	3.3	0.5	73	309	1.4	61	55	1.6
肉类								
牛肉	20.1	10.2	—	172	1.1	7	170	0.9
牛肝	18.9	2.6	9	135	0.9	13	400	9
羊肉	11.1	28.8	0.5	306	0.9	11	129	2
羊肝	18.5	7.2	4	155	1.4	9	414	6.6
猪肉	16.9	29.2	1.1	335	0.9	11	170	0.4
猪肝	20.1	4.0	2.9	128	1.8	11	270	25
鸡肉	23.3	1.2	—	104	1.1	11	190	1.5
鸭肉	16.5	7.5	0.1	134	0.9	11	145	4.1
乳类								
牛奶(鲜)	3.1	3.5	4.6	62	0.7	120	90	0.1
牛奶粉	25.6	26.7	35.6	48.5	—	900	—	0.8
羊奶(鲜)	3.8	4.1	4.6	71	0.9	140	—	0.7
蛋类								

续表

食物名称	蛋白质/克	脂肪/克	碳水化合物/克	热量/千卡	无机盐类/克	钙/毫克	磷/毫克	铁/毫克
鸡蛋(全)	14.8	11.6	—	164	1.1	55	210	2.7
鸭蛋(全)	13	14.7	0.5	186	1.8	71	210	3.2
咸鸭蛋(全)	11.3	13.2	3.3	178	6	102	214	3.6
水产类								
河螃蟹	1.4	1	7.4	139	1.8	129	145	13.0
甲鱼	16.5	5.9	1.5	81	0.9	107	135	1.4
明虾	20.6	0.7	0.2	90	1.5	35	150	0.1
青虾	16.4	1.3	0.1	78	1.2	99	205	0.3
虾米(河产及海产)	46.8	2	—	205	25.2	882	—	—
田螺	10.7	1.2	3.8	69	3.3	357	191	19.8
蛤蜊	10.8	1.6	4.8	77	3	37	82	14.2
鲤鱼	18.1	1.6	0.2	88	1.1	28	17.6	1.3
鲫鱼	13	1.1	0.1	62	0.8	54	20.3	2.5
带鱼	15.9	3.4	1.5	100	1.1	48	53	2.3
鳝鱼	17.9	0.5	—	76	0.6	27	4.6	4.6
黄花鱼(石首鱼)	17.2	0.7	0.3	76	0.9	31	204	1.8
油脂及其他								
猪油(炼)	—	99	—	891	—	—	—	—
豆油	—	100	—	900	—	—	—	—
芝麻酱	20.0	52.9	15	616	5.2	870	530	58
芝麻油	—	100	—	900	—	—	—	—
花生油	—	100	—	900	—	—	—	—

附录 2

食物等值热量交换表

食品	质量/克	食品	质量/克
蔬菜类		谷薯类	
韭菜、茴香	500	大米、小米	25
大白菜、圆白菜	500	糯米、薏米	25
芹菜、芥蓝菜	500	高粱米	25
西葫芦、西红柿	500	芸豆、干豌豆	25
丝瓜、圆蒿	500	绿豆、红豆	25
茭白、冬笋	400	荞麦面、苦荞面	25
白萝卜、青椒	400	挂面、龙须面	25
菠菜、油菜	500	面粉、玉米面	25
莴苣笋、油菜薹	500	米粉、通心粉	25
冬瓜、苦瓜	500	燕麦片、莜麦面	25
黄瓜、茄子	500	干粉条、干莲子	25
水浸海带、龙须菜	500	烧饼、烙饼	35
雍菜、苋菜	500	油条、油饼、苏打饼干	25
绿豆芽、鲜蘑	500	生面条、咸面包	35
倭瓜、南瓜、菜花	350	馒头、窝头	35
鲜豇豆、扁豆	250	鲜玉米	200
洋葱、蒜苗	250	湿粉皮	150
胡萝卜	200	马铃薯	100
毛豆、鲜豌豆	70	豆类	
藕、凉薯	150	腐竹	20
慈姑、百合、芋头	100	大豆、大豆粉	25
山药、荸荠	150	豆腐丝、豆腐干	25
北豆腐	100	草鱼、鲤鱼	80
南豆腐	150	比目鱼、带鱼	80
豆浆	400	水浸海参	350
奶类		鹌鹑蛋	60

续表

食品	质量/克	食品	质量/克
牛奶	160	鸡鸭蛋、松花蛋	60
羊奶	160	水果类	
奶酪	25	西瓜	500
奶粉	20	草莓	300
脱脂奶粉	25	葡萄、猕猴桃	200
无糖酸奶	130	橘子、橙子	200
肉蛋类		桃、苹果	200
鸭肉、鹅肉	50	苦、李子	200
兔肉	100	梨子、柚子(带皮)	200
牛、羊肉	50	柿子、香蕉、鲜荔枝(带皮)	150
肥、瘦猪肉	25	油脂类	
排骨、瘦猪肉	50	花生油、香油	10
叉烧肉(无糖)	35	玉米油、菜子油	10
酱牛肉、熟酱鸭	35	豆油、红花油	10
大肠肉、午餐肉	35	猪油、牛油	10
熟火腿、香肠	20	羊油、黄油	10
鸡蛋粉	15	核桃、杏仁	25
鸡蛋清	150	葵花子、花生米	25
蟹肉、水浸鱿鱼	100	西瓜子(带壳)	40
虾类、鲜贝	80		
黑鲢鱼、鲫鱼	80		
大黄鱼、鳝鱼	80		

附录 3

食物血糖生成指数(GI)表

食物	GI(%)	食物	GI(%)
糖类		水果和水果产品	
麦芽糖	105.0	西瓜	72.0
葡萄糖	100.0	菠萝	66.0
白糖	83.8	麝香瓜	65.0
胶质软糖	80.0	芒果	55.0
蔗糖	65.0	熟香蕉	52.0
方糖	65.0	猕猴桃	52.0
乳糖	46.0	淡黄色无核小葡萄	56.0
果糖	23.0	柚子	25.0
蜂蜜	73.0	柑	43.0
巧克力	49.0	葡萄干(无核)	64.0
饮料类		葡萄	43.0
苹果汁	41.0	李子	42.0
橘子汁	57.0	梨	36.0
未加糖的柚子汁	48.0	苹果	36.0
未加糖的菠萝汁	46.0	干杏	31.0
水蜜桃汁	32.7	生香蕉	30.0
葡萄汁	48.0	鲜桃	28.0
巴梨汁罐头	44.0	樱桃	22.0
苏打饮料	63.0	天然果汁、桃罐头	30.0
可乐	40.3	糖浓度高的桃罐头	58.0
芬达	34.0	淡味果汁、杏罐头	64.0
糖浓度低的桃罐头	52.0	膨化薄脆饼干	81.0
牛奶食品		小麦饼干	70.0
酸奶(加糖)	48.0	竹芋粉饼干	66.0
老年奶粉	40.8	营养饼干	65.7
一般的酸乳酪	36.0	高纤维黑麦薄脆饼干	64.0

续表

食物	GI(%)	食物	GI(%)
低糖奶粉	47.6	油酥脆饼干	64.0
牛奶	27.6	燕麦粗粉饼干	55
全脂牛奶	27.0	达能牛奶香脆饼干	39.1
冰激凌	61.0	达能闲趣饼干	47.1
低脂冰激凌	50.0	香草华夫饼干	77.0
低脂酸乳酪(加水果和糖)	33.0	华夫饼干	76.0
脱脂牛奶	32.0	格雷厄姆华夫饼干	74.0
牛奶蛋糊(牛奶+淀粉+糖)	43.0	豆类	
牛奶(加糖和巧克力)	34.0	嫩豌豆汤罐头	66.0
降糖奶粉	26.0	绿扁豆罐头	52.0
牛奶(加人工甜味剂和巧克力)	24.0	四季豆罐头	52.0
低脂酸乳酪(加人工甜味剂)	14.0	小扁豆汤罐头	44.0
低脂奶粉	11.9	裂荚的老豌豆汤	60.0
饼干		黄豆挂面	66.6
米饼	82.0	扁豆	38.0
苏打饼干	72.0	黑豆	42.0
四季豆	27.0	甜土豆	54.0
红小扁豆	26.0	土豆粉条	13.6
绿小扁豆	30.0	蒸芋头	47.9
蚕豆(五香)	16.9	粉丝汤	31.6
黄豆(煮)	18.0	雪魔芋	17.0
冻豆腐	22.3	山药	51.0
炖鲜豆腐	31.9	蔬菜类	
豆腐干	23.7	南瓜	75.0
高压处理的四季豆	34.0	胡萝卜	71.0
绿豆挂面	33.4	甜菜	64.0
干黄豌豆(煮)	32.0	藕粉	32.6
薯类		花生	<15

续表

食物	GI(%)	食物	GI(%)
无油脂烧烤土豆	85.0	黄瓜	<15
土豆方便食品	83.0	菜花	<15
用微波炉烤的白土豆	82.0	鲜青豆	<15
鲜土豆	62.0	芹菜	<15
土豆泥	73.0	芦笋	<15
白土豆泥	70.0	茄子	<15
煮土豆	66.4	莴笋	<15
煮红薯	76.7	生菜	<15
蒸的白土豆	65.0	辣椒	<15
油炸土豆片	60.3	西红柿	<15
烤的白土豆	60.0	菠菜	<15
煮的白土豆	56.0		
谷类		油条	74.9
白小麦面包	105.8	高纤维玉米片	74.0
法国棍子面包	95.0	玉米片	73.0
去面筋的小麦面包	90.0	小米(煮)	71.0
粗面粉面包	64.0	即食羹	69.4
糯米饭	87.0	荞麦面馒头	66.7
即食大米(煮 6 分钟)	87.0	白小麦面面包	70.0
糙米(煮)	87.0	全麦粉面包	69.0
大米饭	88.0	黑麦粉面包	65.0
桂格燕麦片	83.0	白高纤维小麦面包	68.0
面条(一般的小麦面条)	81.6	80%~100%大麦粉面包	66.0
荞麦面条	59.3	大麦粉(煮)	66.0
白小麦面馒头	88.1	大米粥	69.4
小米粥	61.5	大米糯米粥	65.3
烙饼	79.6	蒸粗麦粉	65.0
酥皮糕点	59.0	小麦片	69.0

续表

食物	GI(%)	食物	GI(%)
黑五类	57.9	二合面窝头	64.9
燕麦麸	55.0	50%～80%碎小麦粒面包	52.0
爆玉米花	55.0	玉米糁粥	51.8
甜玉米	55.0	玉米面粥	50.9
细的硬质小麦扁豆面条	55.0	黑麦粒面包	50.0
荞麦(煮)	54.0	加鸡蛋的硬质小麦扁面条	49.0
荞麦方便面	53.2	含有水果干的小麦面包	47.0
45%～50%燕麦麸面包	47.0	米饭＋蒜苗	57.9
75%～80%大麦粒面包	34.0	米饭＋蒜苗＋鸡蛋	67.1
50%大麦粒面包	46.0	汉堡包(加拿大)	61.0
80%燕麦粒面包	45.0	比萨饼(含乳酪,加拿大)	60.0
混合谷物面包	45.0	馒头＋黄油	68.0
黑米	42.3	米饭＋芹菜＋猪肉	57.1
大麦粒(煮)	25.0	猪肉炖粉条	16.7
整粒小麦(煮)	41.0	饼＋鸡蛋炒木耳	52.2
整粒黑麦(煮)	34.0	馒头＋芹菜炒鸡蛋	48.6
粗的硬质小麦扁面条	46.0	包子(芹菜猪肉)	39.1
全麦维(家乐氏)	42.0	硬质小麦粉肉馅混沌	39.0
混合食品		饺子(三鲜)	28.0
牛肉面	88.6	米饭＋鱼	37.0
米饭＋猪肉	73.3	西红柿汤	38.0
玉米粉＋人造黄油	69.0	馒头＋酱牛肉	49.4